집단미술치료의 이론과 실제

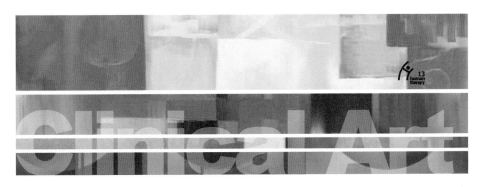

집단미술치료의 이론과 실제

김선현 지음

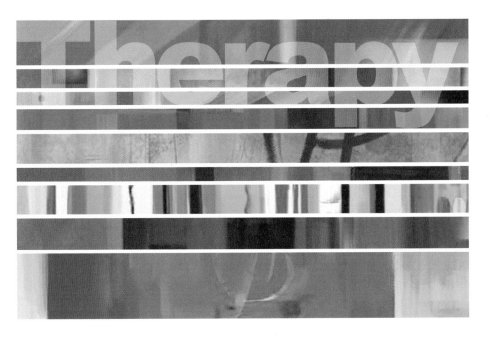

이담Books

머리말

집단미술치료란 집단을 대상으로 미술활동을 통하여 환자의 심신(mind-body) 상태를 평가(진단)하기도 하고 질병의 치료나 증상의 호전을 도모하는 치료법이다.

집단미술치료는 우리나라에서 많이 이용하는 치료 형태 중 하나이다. 그 이유는 아직 미술치료가 제도권 안에 들어오지 못하다 보니깐 병원, 복지관, 학교에서 치료의 개념보다는 집단미술활동으로 사용되는 경우가 많기 때문일 것이라 생각된다. 그러나 가장 큰 원인은 동양인의 특성, 특히 한국 사람들은 개인적 표현보다는 집단적, 공동체적인 의식이 더 강하기 때문이라고 볼 수도 있겠다.

다양한 환자에게 미술치료를 효율적으로 하기 위해서는 질병에 관한 이해가 필요하기 때문에 대상별 질환에 대한 내용을 많이 넣었다.

청소년을 위한 집단미술치료에 대한 부분은 『청소년미술치료의 이론 및 실제』책을 많이 참조하였으며 청소년에 관심이 많은 독자들은 그 책을 활용하면 좋을 듯하다.

이 책에서는 집단미술치료의 이론에 실제적인 임상에서의 적용에 중점을 두었다. 집단미술치료의 대상이나, 적용 가능한 질환은 다양하겠으나 이 책에는 가장 많이 활용되고 있는 질환 및 대상을 아동, 청소년, 치매노인으로 정하였으며, 정신분열증과 특수아동의 경우는 사회성의 필요성이 중요한 대상이라

기술하였다.

　개인미술치료에 비해 집단미술치료의 가장 큰 장점이라면 타인을 인식하고 자연스럽게 친밀감이 향상되며 자신과 다른 사람에 대한 존중감이 향상될 수 있다는 것이다. 참여 의지를 높이고 집단의 결속력이 강화되면서 치료동기가 더 높아진다는 것이다. 예상치 못한 일들로 인해 흥미, 집중력까지 더해지는 경우도 볼 수 있다.

　이 책에서는 대상의 특징에 대해, 대상과 집단미술치료의 연관성, 각 대상에 따른 집단미술치료의 적용, 치료사가 주의해야 할 점, 대상에 따른 집단미술치료 프로그램을 제시하였다. 동양과 서양미술의 집단치료 프로그램을 적용하였을 경우의 차이점도 제시하였다.

　이 책이 집단미술치료에 대한 정리에 보탬이 되었으면 하는 바람이다. 또한 현장에서 수고하시는 미술치료사, 상담심리사, 임상심리사, 교사들에게 도움이 되기를 바란다. 끝으로, 이 책이 나오기까지 수고해 주신 분들께 감사의 마음을 전한다.

2010년 9월
김선현

목차 CONTENTS

PART 01

집단미술치료의 이해

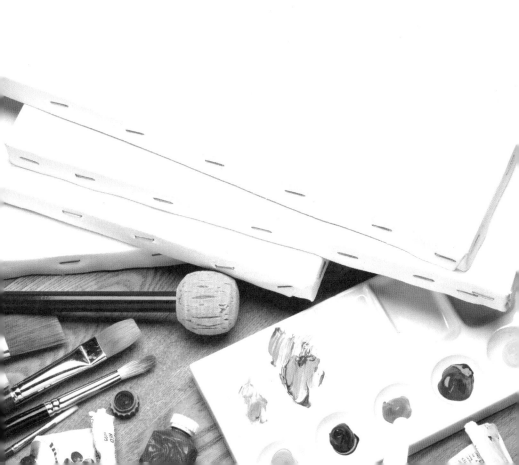

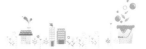

집단미술치료의 이해

1. 집단치료의 개념

1) 집단과 집단치료

집단미술치료란 집단을 대상으로 미술활동을 통하여 환자의 심신(mind-body) 상태를 평가, 진단하기도 하고 질병의 치료나 증상의 호전을 도모하는 치료법이다.

이는 집단치료와 미술치료를 통합한 것으로서, 미술을 매체로 사용하여 치료하게 된다. 집단미술치료는 구성원들의 내면에 간직된 감정을 자연스럽게 드러내는 것을 도와주고, 언어로써 부딪치는 감정의 위기를 완화시킬 수 있으며, 카타르시스 효과를 가지는 것과 함께 감정교류의 조정역할을 한다(정순애, 2002).

집단미술치료의 개념을 살펴보기에 앞서, 집단(group)과 집단치료의 개념을 먼저 살펴볼 필요가 있다.

집단이란, 두 사람 혹은 그 이상의 사람들의 모임을 말한다. 단순한 모임보다는 집단의 의미를 갖기 위해서는 먼저, 공동의 목표, 집단원의 의욕적인 참여, 역동적인 상호작용, 집단의 규준, 그리고 자기지도를 위한 능력의 다섯 가지 속성을 갖추고 있어야 한다(이형득, 1979). 집단치료를 행동변화 혹은 학습의 과정으로 볼 때 하나의 집단과정을 통해 행동이나 태도의 변화가 일어나려면 그 집단은 적어도 공동목표를 가지고 있어야 하고, 그 집단원은 의욕을 가지고 자발적으로 참여하여 상호신뢰에 근거하여 밀접한 상호작용을 경험해야 하며, 그 결과 집단원이 따르게 될 집단의 규준이 발달되어야 한다.

ASGW(American Specialists for Group Work: 미국 집단작업 전문가 협회, 1991)는 집단을 다음과 같이 분류하였다.

(1) 과제/작업 집단(Task/Work group)

집단역학의 원리와 과정을 적용시켜 업무를 개선하고 밝혀진 작업 목표를 성취하도록 촉진시키는 데 초점을 둔다. 이들 전문가는 과업지도뿐만 아니라 조직평가, 훈련, 프로그램 개발, 자문 및 프로그램 평가기술을 개발할 수도 있어야 한다.

(2) 생활지도/심리교육집단(Guidance/Psycho-educational group)

특정 분야의 정보가 부족한 집단구성원을 교육시키는 것이다. 이들 치료사(또는 전문가)는 자신이 일하고자 하는 주제 분야(약물남용, 스트레스, 부모 효율성 훈련, 자기주장 훈련, AIDS 등)에서 유용한 지식을 지녀야 한다.

(3) 상담/대인관계 문제 해결 집단(Counseling/ interpersonal problem-solving groups)

상담이나 대인관계 문제를 해결하는 것을 전문으로 하는 집단으로 집단상담자는 참여자의 대인관계 문제뿐만 아니라 종종 힘겨운 삶의 문제를 해결하도록 돕는다. 이들 전문가는 일반 상담자 수준은 되어야 하며, 인간발달, 문제 확인, 삶에서 흔히 일어나는 개인적, 대인적 문제치료와 같은 광범위한 분야에 대한 지식이 있어야 한다.

(4) 심리치료/성격재구성 집단(Psychotherapy/ reconstruction group)
각 집단구성원의 심층 심리적 문제의 재조정을 돕는다. 기능저하나 고통을 느끼는 내담자, 급성 혹은 만성의 정신적, 정서적 장애를 가진 개인에게 초점을 둔다. 이들 치료사(전문가)는 심리학, 정신병리학, 진단평가에 대한 전문적인 지식이 있어야 한다.

치료집단, 대인 간 학습집단, 자조집단 및 교육집단이 가지는 독특성에도 불구하고, 이들이 모두 집단이라는 점에서 유사하며, 다음과 같은 공통된 특성을 가진다(Forsyth, 1991).
첫째, 두 사람 이상의 개인으로 구성되어 있어 이들 간의 사회적 상호작용을 통해 서로에게 영향을 미친다. 어떤 집단에서는(예: 정신역동적 집단) 상호작용이 지도자와의 관계에 초점이 되지만, 대부분의 집단에서는 집단원 간에 영향을 주고받는다.
둘째, 집단으로서의 치료적 실제는 역할, 규범, 지위, 매력관계와 같은 구조적인 특징을 발달시킨다. 이러한 구조는 집단구성원 간에 내재한 관계를 조직화하고 그들은 다양한 집단과정에 양향을 미친다. 예컨대, 특정한 역할을 맡는 사람은 일반적으로 나름대로의 행동유형을 보인다. 대부분의 집단에서 지위나 매력관계에서의 특징이 집단원의 만족에 중요한 영향을 미칠 수 있다.

셋째, 집단으로서의 개인의 집합체는 어느 정도의 응집성을 가진다. 많은 경우에 집단은 그 자체의 정체감을 발달시키고, 집단원은 서로 간 또는 집단 자체에 대한 충성심의 결속을 갖는다.

넷째, 이들 집단은 시간이 지남에 따라 변화한다는 점에서 역동적이다. 여러 이론이 다른 유형의 변화를 이야기하지만 결국 모든 집단은 잠정적인 상호작용, 갈등, 응집성, 생산성, 해결의 단계를 거친다(Tuckman & jensen, 1977). 마지막으로 모든 집단은 변화를 촉진하고 집단원의 적응을 목적으로 형성한다는 점에서 유사하다.

또한, 집단치료가 이루어지기 위해서는 다음과 같은 요소가 집단치료 과정에 포함되어 있어야 한다.

첫째, 치료사는 훈련받은 전문가여야 한다. 집단치료의 지도자는 개인치료에 관한 성공적인 경험, 성격역학에 대한 광범위한 이해, 집단역학에 관한 올바른 이해, 타인과의 의사소통 및 인간관계 형성 발전의 능력 등을 갖춘 사람이어야 한다.

둘째, 집단의 분위기는 신뢰할 수 있어야 한다. 즉, 집단의 분위기는 집단원의 속성에 상관없이 하나의 존엄성을 가진 인간으로 수용될 수 있어야 한다. 집단구성원 상호 간에 무조건적인 수용은 효과적인 치료사의 필수조건이고, 이 조건이 충족되면 집단구성원은 있는 그대로의 자기를 노출할 수 있고 자기를 발견하게 되며, 자신의 느낌과 신념 및 행동을 받아들이게 된다. 신뢰감이 발달하지 않은 상태에서 상호 간에 진정한 자기노출은 어렵다.

셋째, 집단치료의 과정은 집단구성원 상호 간의 계속적인 관계로 이루어지는 하나의 역동적인 대인관계의 과정이다. 이와 같은 계속적인 상호관계를 통하여 개인은 학습하고 적응하게 된다. 이런 집단형태의 집단치료 작업은 다양하게 분류될 수 있다. 집단은 목표, 사용된 기법, 치료사의 역할, 훈련의 필요조건 및 관련된 사람의 유형에 따라 다르다.

이상에서 살펴보았듯이 집단치료는 다수의 사람으로 구성되어 있고, 작은 사회적 상호작용 상황을 만들게 되고, 집단구성원 간의 역동에 의해 환자(내담자)는 행동변화의 기회를 갖게 된다. 치료사만이 유일하게 변화를 일으키는 행위자가 되는 개인치료와 달리, 집단상황에서는 유능한 치료사의 지도자 아래에서 집단구성원은 다른 사람들과의 상호작용 경험을 통해 자신들의 문제를 찾는 것을 배운다. 서로 경험을 나누고 서로의 감정과 행동에 반응하면서, 집단원은 정서적 배출을 할 수 있게 되며 마음의 평안을 발견하기 시작한다. 집단원이 집단치료 과정에서 점차적으로 더 수용되고, 신뢰받고, 지지받는 경험을 하게 되는 것은 집단 응집력 또는 서로 함께한다고 하는 느낌을 가져다 준다. 환자(내담자) 각자의 자존감은 다른 집단구성원들에게 받는 무조건적인 수용에 의해 고양된다. 이러한 상호 존중의 분위기 속에서, 환자(내담자)는 서로에게 피드백을 주고 문제해결을 위한 아이디어를 나누는 것에 의해서 서로에게서 배우게 된다(Yalom, 1985).

2) 집단작업의 유형

국내에서 집단상담이 1980년대부터 일어나기 시작하여 여러 형태의 집단상담이 나타났다. 개인으로 하여금 학습을 위한 기회를 기꺼이 받아들이도록 하거나 집단발달에 참여함으로써 스스로의 학습이 일어나서 참가자 자신이 답을 찾기도 한다.

집단작업으로 집단원의 행동변화를 이끌어 내고, 서로 지지받고 신뢰받는 경험을 통한 집단응집력의 발달, 서로 함께한다는 느낌을 통해 개인으로 하여금 학습을 위한 기회를 받아들이도록 도움을 준다. 집단을 통한 인간행동 변화의 작업은 다음과 같이 집단이 발달되어 온 시점이나 집단의 목적, 발전형태, 진행과정에서 서로 다른 관점을 취하고 있다.

이 같은 집단작업의 유형을 살펴보면 다음과 같다.

(1) 실험실 훈련

1930년 또는 1940년에 워크숍 집단이 활성화되었지만, 이들 집단이 성격변화나 심리적인 소외감을 극복하는 데 강조를 두지는 않았다. 레빈 등(Lewin, Lippitt, Bradford & Benne)은 1947년에 메인(Maine)의 바텔(Bathel)에서 사회적 압력이 없는 '문화적 고도(cultural island)'상태에서 최초로 훈련 워크숍을 실시하였다(Marrow, 1969).

초기의 연구결과, 참가자는 강의와 역할 연기뿐만 아니라 집단의 지금-여기(here and now) 특징을 분석함으로써 인간관계 문제를 해결하는 능력의 변화를 가져온다는 것을 발견하였다. 또한 사회과학자는 여러 연구자와 관찰자가 수집한 집단 상호작용에 과정속의 행동자료에 매우 많은 관심을 가진다는 것을 발견하였다.

실험실 훈련(laboratory training)의 가장 기본요소는 T(training)집단이다. 1950년에 처음으로 인간관계 훈련의 일환으로 NTL(National Training Laboratories Institute for Applied Behavioral Science)에서 활용한 T집단 또는 훈련집단(Training group)은 산업체에서 먼저 수용되었다. T집단은 집

단 내에서 집단원의 역할, 집단에서 일어나는 것에 대한 각 집단원 간의 관계를 강조한다. 다른 집단에 비해 이 집단은 과업 지향적이고 집단이 어떻게 기능하는지, 참여자가 더 낳은 방향으로 되기 위해 교육하는 데 관심을 둔다. NTL의 표준 T집단에서는 참가자가 비교적 비구조화된 환경에서 자신들의 상호작용에 의한 집단을 형성할 책임을 가지며, 이 집단으로부터 지원, 피드백, 학습 등과 같은 자신의 욕구를 충족하는 데 도움을 받는다. 그러므로 T집단 집단구성원은 자신들의 행동이 집단에서 어떻게 보이는가를 배우고, 자신들의 역할이나 스타일, 다양한 역할을 수행하는 효율성, 집단원의 감정이나 행동에 더욱 민감해지는 방법, 그리고 집단역학적인 행동의 이해를 학습한다.

감수성 훈련집단(sensitivity training group)은 NTL에서 실시된 T집단과 더불어 이루어지는 소집단훈련을 지칭하는 것으로 1960년대와 1970년대의 모든 소집단 훈련에 적용된 것이다. 감수성 집단은 개인적 성장을 위한 집단으로 개인의 자각 확대 및 개인의 잠재성을 개발하기 위한 인간 잠재력의 한 부분이다. 이들 집단의 목적은 건강하게 잘 기능하기 위해 개인의 자각(awareness)과 대인 간 관계영역에서 그들의 잠재성을 탐색하고 실현할 수 있도록 건강하고 잘 기능하도록 기회를 제공하는 것이다.

(2) 참만남집단

집단관계와 조직을 강조하는 T집단은 개인적-대인관계에 초점을 두고 있는 참만남집단(encounter group)을 발전시켰다. 이 집단은 1960년대에 많이 사용된 방법으로 각성, 내적인 정신이나 대인관계 문제의 탐색, 역기능적 억제의 방출 등을 통하여 개인성장을 강조한 집단경험 활동을 말한다. 비구조화된 T집단과는 대조적으로 참만남집단은 단기간에 집중적이고 상호관계적인 경험을 창조하기 위해서 언어적-비언어적 실습을 사용한다. 참만남집단은 로저스(Carl Rogers)의 소위 집중적 집단경험에 대한 관심에 의해 많은 영향을 받고 발전되었다. 이 기본적인 참만남집단은 사람들이 다른 사람, 그리고 자기 자신과 진정으로 관계하는 방법을 찾는 것을 도왔다(Rogers, 1970).

윌리엄 슈츠(William Schutz)에 의해 개발된 개방적인 참만남 모델은 신체활동에 중점을 둠으로써 러저스의 접근법을 확대시켰다. 참만남집단 기법의 좀 더 발전된 형태는 마라톤 집단으로 프레드 스톨러(Fred Stoller)와 조지 바흐(George Bach)에 의해 처음으로 사용되었던 것으로 분산적으로 집단이 실시되지 않고, 집중적으로 실시되었다(Stoller, 1972).

마라톤 집단은 보통 주말 또는 주중에, 어디서든지 하루 또는 며칠간 진행된다. 참가자 모두 집단 시간 내내 함께하며, 필요하면 함께 먹고 잠을 자면서 서로의 방어를 허물고 신뢰할 수 있는 대인관계적 환경을 창조하여 자신에 대한 자각을 증진시킨다. 이러한 참만남집단은 신뢰감, 개방성, 공유, 위험감행에서 나온 매우 강렬한 개인적인 경험을 제공한다.

접촉이나 다른 감각적 자각 경험을 강조하는 비언어적인 연습은 집단구성원 간의 친숙성을 촉진시킨다. 이 집단은 매우 구조화될 수 있으며, 치료사는 구조화된 활동을 통해 참가자를 지도한다.

(3) 집단치료

제2차 세계대전 중 개인치료를 실시할 수 있는 훈련된 인력이 부족한 결과, 집단치료가 생겨났다(Corey, 1997). 초창기 집단치료사는 전통적인 치료역할을 하고, 동일한 문제를 가진 소수의 사람을 대상으로 하였다. 개인치료에서 사용되는 자유연상, 저항, 해석, 전이와 같은 정신분석적 개념은 집단 속에서 적용되었다.

1930년대까지 집단치료는 정신분석 구조 안에서 발달되어 왔다. 정신분석가인 버로우(Trignant Burrow)는 집단분석이라는 용어를 처음으로 사용하였다. 환자가 개인치료보다는 집단 속에서 치료 과정에 덜 저항적이라는 것을 느꼈기 때문에 그는 환자를 집단 속에서 치료했다. 집단 속에서 환자는 많은 것을 공유하고 혼자가 아니며 자신의 문제가 독특하지 않으며, 집단에서 지지를 받는 모습을 보였다. 잠차 집단지도자는 색다른 역할과 다양한 접근을 실험하기 시작했다. 치료 집단원 간의 상호작용은 개인치료에서 찾을 수가 없는 특성을 제공하고, 내담자는 집단환경에서 새로운 사회적 기술을 연습할 수 있고, 다양한 치료적 요인에 의해 도움을 받았다.

1940년대와 1950년대에는 정신분석적 모델에 따라 집단은 허용적인 대리가족의 역할을 하고, 집단구성원을 가족관계의 정서적 갈등역할을 하는 모델로 가정하여 서로에 대해 자유롭게 연상하고 꿈을 보고하고 지도자와 집단원에 의한 저항과 전이감정을 분석하였다. 이러한 치료집단에서는 지도자는 환자의 자유연상을 듣고, 그들의 꿈속에 있는 무의식적 갈등을 추론해 내고, 그들의 전이반응을 해석하도록 도움으로써 촉매자 역할을 한다.

치료자는 환자가 그들의 무의식적 갈등에 대한 통찰력을 얻고 그것을 해결하는 법을 배우도록 해석을 해 준다.

1940년대에 비욘(Bion)에 의해 개발된 타비스톡(Tavistock) 집단은 정신분석적 집단 역동에 초점을 두고 있는 모델로서 집단원이 집단역동에 대해 좀 더 잘 알게 되도록 사람들을 돕고자 하며, 집단 학습과제를 자신의 행동을 연구하는 것으로 하였다. 가능한 한 비구조화로 진행하며, 개개인에 초점을 맞추기보다는 전체로서의 집단에 대해 개입을 한다. 집단역동 치료모델에서 치료자는 집단 상호작용에 초점을 두고 집단 내에서 나타나는 공통적인 긴장이나 주제, 즉, 권위(집단치료사)와 사랑(집단구성원 상호관계)의 나눔에 관심을 둔다. 이러한 문제에 접근할 때 집단치료사는 한 사람에 대한 저항과 전이 문제를 다루는 것이 아니라 전체로서의 집단을 다루면서 집단의 저항과 전이를 해석한다.

집단분석적 접근의 또 다른 변형은 가족치료인데, 이것은 심리장애는 가족 갈등에 뿌리를 두고 있다는 이론에 기초한 모델이다(Haley, 1971). 제2차 세계대전의 여파로 전쟁으로 흩어졌던 가족이 재결합하고, 가족 내 역할과 관계 등이 변화하면서 부부간의 불화, 이혼, 청소년과 노인문제 등이 증가하게 되었다. 이러한 가족의 문제를 해결하기 위한 일환으로 가족치료 접근이 활성화되면서 개인과 개인을 둘러싼 가족체계로서의 전체 가족에게로 관심이 옮겨졌다. 이 접근에서는 가능한 한 가족이 참석하여 가족 간의 갈등을 해결하도록 돕고, 각 집단원이 가족의 상호작용을 좀 더 잘 이해하도록 도움으로써 가족 안에서 조화를 창조하고자 하는 것이다.

(4) 집단상담

집단상담은 무의식에 의한 성격변화를 목표로 삼지 않으며, 보통 특정 단기문제의 해결에 치중하고 더욱 심각한 심리적, 행동적 장애의 치료에는 관심을 두지 않는다는 점에서 치료집단과는 다르다(Corey, 1997). 집단상담은 학교, 대학 상담실, 지역사회 상담연구소, 그리고 지역사회의 상담센터 등에서 실시된다. 집단상담은 치료적 목적뿐만 아니라 예방적, 교육적 목적을 가지고 있다. 주로 의식적인 문제를 다루고 무의식에 뿌리를 둔 성격개조가 필요 없는 인생의 발달 단계와 관련된 문제, 여러 스트레스에 대처하는 기술, 좀 더 건설적인 대인관계 기능 등 집단원의 성장을 위해 집단이 이루어진다.

집단상담 접근은 병든 사람을 위한 치료적 모형을 근간으로 한 전통적 입장과는 달리 모든 집단원의 능력을 확대함으로써 집단원의 삶의 공간을 확장하여 존재의 만족스러운 자아실현 수준에서 기능할 수 있도록 한다. 학생이나 일반인에게 적용할 수 있는 이 집단모델에서는 적절하게 기능하고 있는 사람, 대인관계에서 비교적 편안한 사람, 일상적 삶의 요구에 적절히 대처하는 사람들이 자신의 문제해결뿐만 아니라 자아실현을 통한 성장을 이룩할 수 있다고 가정하고 있다. 이 유형의 집단원은 '병든' 사람보다는 '건강한' 사람이며 더 나아지려는 사람, 학습능력을 갖고 싶어 하는 사람, 더 많은 자발성, 더 많은 창의성, 더 많은 자율성, 필요한 제약의 수용, 자신과 타인에 대한 자각과 수용, 즉 간단히 말해서 자아실현의 가속화를 원한다.

집단상담은 비교적 건강한 사람이 대인관계 수준에서 더 잘 기능하도록 돕는다. 내적 자기와 관계하거나 아니면 다른 사람과 관계할 때, 좀 더 만족스러운 방법을 탐색하는 기회를 제공한다. 이형득(1979)은 자기성장 집단상담을 통해 비교적 정상적인 적응수준에 있는 사람들이 더욱 잘 기능할 수 있도록 자기이해, 자기개방, 타인이해, 타인수용을 배울 수 있는 자기성장 집단을 개발하였다.

이형득(1979)은 집단상담의 가치로 다음의 일곱 가지를 들고 있다.

첫째, 집단상담 관계는 성인상담자와의 일대일 관계보다 여러 가지 문제를 더욱 용이하게 취급할 수 있게 한다. 집단상담에서는 집단구성원 상호 간에 동등한 느낌을 갖게 한다. 그래서 쉽게 상호 간에 마음을 열어놓고 수용할 수 있으며 편안한 마음으로 스스로의 문제를 내놓고 취급할 수 있게 된다.

둘째, 집단상담 장면은 개인으로 하여금 어떤 외적인 비난이나 징벌에 대한 두려움 없이 새로운 행동에 대하여 현실검증을 해 볼 수 있는 기회를 제공해 준다.

셋째, 집단상담에서는 동료 간(집단구성원 간)에 서로의 관심사나 감정을 터놓고 이야기할 수 있기 때문에 쉽게 소속감과 동료의식을 발전시킬 수 있다. 그 결과 그들은 자신만이 유일하게 문제를 가진 존재가 아니라는 사실을 인식하게 되어 자신이나 타인을 좀 더 잘 이해할 수 있게 된다.

넷째, 집단상담은 집단구성원에게 넓은 범위의 다양한 성격의 소유자들과 접할 수 있는 기회를 부여해 준다.

다섯째, 지도성의 측면에서 볼 때 집단상담은 개인상담의 경우보다 훨씬 유리하다. 집단원은 상호 간에 경청하고 수용하고 지지하고 맞닥뜨리고 해석해 주는데, 이와 같은 행동을 통하여 집단원은 상호 간에 상담자의 역할을 감당하게 되는 것이다.

여섯째, 집단상담에서는 개인이 한편으로는 계속 참여하면서도 다른 한편으로는 물러서서 관망할 수도 있다.

일곱째, 집단상담은 개인으로 하여금 개인상담에 응할 수 있도록 도와준다. 개인으로 하여금 자신의 문제를 의식하게 하며 나아가서는 그 문제를 해결하고자 하는 의욕도 불어넣어 줄 수 있다. 집단상담은 초등학생을 위한 구조화된 집단상담, 청소년기의 정상적인 발달과업을 도와주는 청소년 집단상담, 다양한 성인이나 노인을 위한 집단 등 특정 연령을 대상으로 하거나 특정 주제를 중심으로 이들의 성장을 촉진하고 지지하기 위해 다양하게 진행되고 있다.

3) 집단치료의 발달 단계

집단치료의 각 단계는 단계 간에 중복되는 부분이 많으며, 한 단계에서 다음 단계로 넘어가는 순서와도 정확하게 일치하지 않고 집단의 목적이나 집단원의 이론적인 방향 등이 다를 수 있으므로 명확하게 분류할 수는 없다. 그러나 집단의 전개방식에는 공통적인 패턴이 있으므로 단계별로 집단과정을 촉진시켜 주거나 방해하는 요인을 파악하고 있으며 집단의 효과를 높일 수 있을 것이다.

한슨 등은 집단의 시작, 갈등과 대결, 응집성의 발달, 생상, 종결의 5단계로 나누어 설명했으며(Hansen, Warven & Smith, 1980) 얄롬(Yalom, 1985)은 3단계로 정의 내렸다. 1단계는 오리엔테이션과 참여에 주저하는 것, 의미추구며, 2단계는 갈등, 지배, 반항이며, 3단계는 응집의 단계로 신뢰, 사기의 증가, 자기드러내기다. 여기에서는 코리(Corey, 1995)의 4단계 분류를 기본으로 살펴보고자 한다.

(1) 시작 단계

집단의 시작 단계에서는 오리엔테이션과 서로 얼굴을 익히고 집단참여자의 기대를 알아보는 탐색 및 사회화의 시기이다. 이 단계 동안 집단원은 집단의 역할이 어떤 것인지를 알며, 자신의 목표를 정의하고 기대를 명백히 하여 집단 속에서 자신의 위치를 찾는다. 집단원은 집단에 대한 기대와 불안, 걱정을 가질 수 있는데, 이를 솔직하게 표현하는 것이 필요하다. 그러기 위해서는 자신을 개방하고 위험을 감수하는 데 필요한 신뢰감 있는 분위기를 조성하는 것이 무엇보다 중요하다.

이 시기 치료사의 역할은 참여자가 개개인의 복지에 관심을 표명하여야 하며, 자신이 진지한 태도로 집단상담에 임하고 있음을 보여 주어야 한다. 집단치료사는 첫 회기에 집단구성원에게 솔직하게 자신의 기대를 터놓아야 하며 대인관계에서 정직하고 자발적인 행동의 모델이 되는 것이 중요하다. 또 다른 주요한 역할은 집단원이 열중하도록 도와주는 것으로 사람들이 집단에서 뭔가를 원하도록 동기화시키고, 감정을 불러일으키고, 자극한다. 이 단계에서 의미 있는 목표를 발전시키고, 확인하고 분명히 하도록 도와야 한다(조현춘 외 역, 2000). 또한 집단치료사가 고려해야 할 문제는 집단의 방향과 상담의 결과에 대한 책임이다. 치료사는 집단원의 책임을 정확하게 분배함으로써 균형을 이룬다는 것을 알고 상담의 책임을 누가 질 것인지, 이러한 책임이 무엇을 의미하는지를 결정하는 것이다. 또한 집단의 시작 단계에는 집단의 구조화가 제공되는 것이 필요하다. 집단원이 집단에서 기대되는 행동에 대해 혼란을 느낄 수 있기 때문에 구조화는 집단의 발달을 유용하게 할 수 있다. 구조화가 제대로 되어 있지 않으면 집단원이 매우 불안해할 수 있으며, 자발성을 억누르는 결과를 초래한다. 반면 너무 많이 구조화되고 지시가 많으면 의존적인 태도나 행동을 조장할 수 있다(조현춘 외 역, 2000). 그러므로 치료사는 집단을 어느 정도 구조화할 것인가를 결정해야 한다.

(2) 전환 단계(갈등 단계)

전환 단계는 일반적으로 불안과 방어가 증가되면서 갈등과 저항이 중심문제로 대두된다. 집단원은 집단 장면과 다른 집단구성원에게 부정적인 정서적 반응을 나타내며, 집단지도자를 공격하고 집단구성원 상호 간의 갈등상태가 야기된다. 얄롬(Yalom, 1985)은 전환 단계를 집단원 간 혹은 집단원과 상담자 간에 힘이 부딪치는 시기며 사회적인 서열을 확립하는 시기라고 했다. 이때 상담자와 집단원이 갈등을 어떻게 인식하고 처리하는가가 전체 과정에 중요한 영향을 미친다. 갈등이 무시되면 집단에서 진정한 접촉의 기회를 없애 버리는 결과가 되며, 갈등이 인정되고 집단원이 통합을 유지할 수 있는 방식으로 다루어지면 신뢰가 형성되고 유지될 수 있다. 저항은 개인적인 문제나 고통스러운 느낌을 탐색하여 자신이나 다른 사람을 보호하려는 행동이다. 저항은 집단에서 피할 수 없는 현상이며, 저항을 인식하지 못하고 탐색하지 못하며 집단과정을 심각할 정도로 방해할 수 있다. 저항을 효과적으로 다루는 방법은 저항을 집단과정의 불가피한 측면으로 보고 이를 다루는 것이다. 집단원이 경험하고 있는 망설임이나 불안이 무엇인지 이를 인식하고 훈습하도록 사람들을 격려하는 개방적인 분위기를 조성하고 집단원이 자신이 저항을 기꺼이 인정하고 무엇이 전체 집단원으로부터 자신을 보호해 주는지를 이야기하도록 한다. 다시 말하면 상담자의 역할은 집단 내에 존재하는 갈등과 불안에 대한 집단원의 저항과 방어에 직면하고 해결하기 위하여 필요한 지지와 도전을 제공하는 것이다.

(3) 작업 단계(응집성의 발달 단계)

작업 단계는 집단참여자가 개개인이 자신에게 개인적으로 의미 있는 문제를 깊이 탐색하며 바람직한 행동변화를 일으키는 단계다. 이 단계의 중심문제는 집단원이 집단에 대해 느끼는 매력과 소속감, 단결을 의미하는 집단 응집력이다. 응집력은 집단 초기부터 발달하기 시작하지만 집단 응집력은 집단에 대한 신뢰가 확립되고 갈등과 저항이 표출되고 해결되었을 때 생기며, 매우 의미 있는 개인적 경험을 정직하게 나누게 되면 응집력이 증가한다. 그리하여 집단에 대한 적극적인 관심과 애착이 생기고, 집단에 깊이 관여하며 높은 수준의 자기 노출을 한다. 집단원은 지금—여기에 초점을 두고 집단상담에서 느끼고 행하는 것을 즉각적으로 말하는 것을 배우며 의미 있는 상호작용을 한다.

대부분의 집단원은 집단에 속했다는 느낌을 가지고 자신의 목표와 관심사를 쉽게 인식하며 이에 대한 책임감을 배운다. 그리고 집단원은 변화가 필요하다는 것을 알게 되면 자신의 행동변화를 위하여 집단 외부에서 실행하고 연습하는 등 적극적으로 변하게 된다.

(4) 종결 단계

종결 단계는 집단구성원에게 집단에서 경험한 것의 의미를 명료화하고 미해결 부분을 협력하여 마무리하고 통합하며 집단에서 배운 것을 견고히 할 수 있는 기회를 제공한다. 이 시기는 집단원에 대해 알게 된 것과 관련된 결정을 내리는 데 필요한 인지적 일에 참여하기 때문에 마무리 단계는 아주 중요하다. 집단을 효과적으로 종결시키기 위해서는 집단상담이 끝나 가는 데 대한 참여자의 느낌과 미해결 과제를 다루며 집단원에게 집단경험을 재검토해 볼 기회를 제공한다. 집단원이 집단에서 자신이 배운 것이 무엇이며 향상된 자기이해를 어떻게 적용시킬 것인지를 이야기할 기회를 주는 것이 필요하다. 또한 마무리 단계에서는 피드백을 주고받는 것이 무엇보다 중요하다. 집단 내에서 집단원이 스스로 어떻게 지각하고 있는지, 어떤 갈등이 명확해졌는지, 집단이 자신에게 어떤 의미를 지니는지를 요약해 보도록 하며, 집단 내의 다른 집단구성원을 어떻게 생각하며 느끼는지를 이야기한다. 나아가 집단에서 학습한 새로운 행동을 실생활에서 연습할 기회를 제공하고 어떻게 적용시킬지 결정할 수 있도록 도와준다.

4) 집단치료의 치료적 요인

집단치료는 여러 명의 환자(내담자)를 한 치료사의 지도 아래서 동시에 치료하는 것이다. 집단상담자나 치료자의 이론적 입장과 방법에는 상당한 차이가 있지만 모든 형태의 집단치료에는 어떤 유사점이 있다. 집단은 보통 적어도 일주일에 한 번, 어디서든지 1~2시간 정도 지도자를 만나는 5~10명으로 구성된다. 이러한 소집단 자체가 변화를 이끌어 내는 힘이며, 집단구성원에게 강력한 영향을 줄 수 있다. 이것은 치료자만이 유일하게 변화를 일으키는 개인치료와는 다르다. 집단에서 치료사의 지도 아래에서 집단원은 다른 사람 앞에서 그들의 문제를 찾는 것을 배운다. 서로의 경험을 나누고 서로의 감정과 행동에 반응하면서, 정서적 배출을 하며 마음의 위안을 찾는다. 개인치료와 비교해서 집단치료가 환자(내담자)에게 주는 이점은 다음과 같다. 집단에서 작용하는 것은 치료사와 환자(내담자)의 일대일 관계보다 상호 작용하는 수많은 대인관계의 영향이다. 집단원은 서로의 이야기를 들으면서, 많은 사람이 자신과 비슷한 문제로 괴로워한다는 것을 깨닫게 된다. 개인은 각 집단구성원과의 현재-여기에서의 경험을 통해 나와 너(I & YOU) 관계를 유지하고 발전시킨다. 집단구성원과의 상호 대인관계에서 일어나는 감정을 체험하고 이것을 집단구성원과 나눔으로써 교정적-정서적 체험(corrective emotional exprinces)을 통해 새로운 의사소통 능력과 다른 사람을 신뢰할 수 있는 능력을 함양한다. 일반적 사회적 상황에서 일어나는 일반적인 반응의 인지적, 행동적, 정서적 차원을 충분히 이해하여, 자신의 반응을 수용하고, 결국 좀 더 의미 있는 실제 관계에서 더 많은 자발성, 자율성, 필요한 제약의 수용, 자신과 타인의 수용, 진정한 자기이해를 얻는 것이다.

집단원이 집단치료 과정에서 점차 수용받고 신뢰와 지지를 얻게 되면 집단의 응집성은 발달하고, 서로가 함께한다는 느낌을 갖게 된다. 집단원은 다른 집단구성원에게서 받는 무조건적인 긍정적인 수용에 의해 서로에 대한 신뢰와 응집성은 높아진다. 이러한 상호 존중의 분위기 속에서 내담자는 서로에게 피드백을 주고 문제해결을 위한 아이디어를 나누면서 서로에게서 배운다. 이러한 변화 요인을 치료적 요인이라고 하며, 이에 대해 구체적으로 살펴보면 다음과 같다.

〈치료적 요인의 의미〉

집단상담에서는 상담목표가 집단원의 문제를 해결하는 것이든 특정한 행동의 변화나 개인의 성장을 촉진하는 것이든 간에 집단구성원에게 긍정적으로 작용하는 요인이 존재한다. 집단상담의 역동적 과정 속에서 집단지도자와 집단구성원의 상호작용과 집단구성원 간의 상호작용에 의한 집단구성원의 인지적, 정서적, 행동적 변화를 통해 성장하고 변화한다. 이러한 집단원의 변화와 성장에 영향을 주는 요인은 집단상담자나 연구자에게 지속적인 관심을 받아 왔다. 집단상담에서 집단원의 인지, 정서, 행동의 변화와 개선, 성장을 촉진시키는 요인에 대한 다양한 정의가 있지만, 몇몇 연구자(Bloch & Crouth, 1985: Yalom, 1975)는 심리치료 장면에서 개인의 치료적 변화를 일으키는 기제(change mechanism)라는 의미로 치료적 요인이란 용어를 사용했다. 치료적 요인과 관련한 정의를 살펴보면 다음과 같다. "집단 과정 속에서 복잡한 상호작용을 통해 집단구성원들의 변화나 개선이 일어나는 것을 치유적 또는 치료적 요인(curative/therapeutic factor)이다(Yalom, 1975, p.3). 집단지도자, 다른 집단원 그리고 집단구성원 자신의 행동이 복합적으로 작용하여 집단상담 동안에 일어나는 요소로서 집단원의 변화나 개선에 작용하는 것이다."(Bloch & Croch, 1985, p.4), "집단치료 회기 내에서 환자(내담자)의 변화를 촉진하는 데 도움이 되는 기제다."(Fuhriman & Burlingame, 1990, p.9), "개인의 성장을 위해서 형성된 집단상담의 역동적인 과정에 의해 일어나는 치료적 힘(therapeutic force)이나 집단기제(group mechanism)다."(Dinkmeyer & Muro, 1979, p.97), "집단원의 성정과 변화를 이끌어 내고 촉진한다는 측면에서 성장 촉진요인이다."(전종국, 1998)

이상의 정의를 종합하면, 치료적 요인은 집단치료 과정에서 집단치료사를 포함한 집단구성원의 복합적인 상호작용 과정에서 나타나는 사건이나 역동에 의해 집단원의 인지적, 정서적, 행동적 개선과 변화에 도움이 되는 기제라고 할 수 있다. 이러한 치료적 요인은 크게 세 가지, 즉 인지적 요인과 정서적 요인, 그리고 행동적 요인으로 구분된다(Berzon et al., 1963; Bloch et al., 1979; Corsini & Rosenberg, 1955; Yalom, 1975). 인지적 요인은 자기관찰과 반성적 사고를 통해 도움을 받는 자기이해, 대리학습, 지도, 보편성을 포함하고, 정서적 요인은 정서적 분출이나 구원감과 안정감을 통해 도움을 받는 정화와 희망의 고취, 수용을 포함하며, 행동적 요인은 실제 행동으로 표현된 대인 간 행동을 통해 도움을 얻는 대인 간 행동학습, 자기노출, 이타주의를 포함한다.

2. 임상미술치료의 개념

미술은 인간의 문화적, 사회적, 인격적 발달 과정을 증명하고 있는 예술로서, 인간의 삶과 밀접한 관계를 지니고 있다. 모든 인간은 근본적으로 창조적 표현 욕구를 가지고 있으며, 창조적 예술활동을 통해 종교적, 미적, 심리치료적인 카타르시스를 경험한다고 Haase는 말하고 있다(Haase, 1973). 그러한 창작활동을 하는 과정에 치료라는 의미를 부여하고 있는 것이 미술치료이다. '주의를 기울이다'라는 뜻의 그리스어 therpia에서 유래된 치료라는 말의 사전적 의미는 병이나 상처를 다스려서 낫게 한다는 것이다. 즉, 미술치료는 미술이라는 도구로 창작활동을 하는 과정에 치료라는 의미를 부여하고 있는 것이다.

미술치료라는 용어를 처음으로 사용한 Ulman은 "미술치료는 교육, 재활, 정신치료 등 다양한 분야에서 널리 사용되고 있으며, 어떤 영역에서 활용되고 있든 간에 공통된 의미는 시각예술을 활용하여 인격의 통합 혹은 재통합을 돕기 위한 시도다."라고 정의하면서 치료적 측면과 창조적 측면을 모두 내포하고 있다고 주장하였다. 특히 Malciodi는 "미술치료는 내면으로부터의 표현이다."라고 말하며 내면세계의 이미지, 생각 그리고 사고가 가장 중요한 기본적 요소가 된다고 보았다. 이것은 미술치료와 일반 미술이라는 영역을 구분할 수 있는 가장 좋은 정의로서 미술치료가 추구하고자 하는 것이 외부세계에 대한 것보다는 개인의 내면에서 나오는 이미지를 표현하고 발달시키려는 것으로 활동도 내면의 이미지, 느낌, 생각 그리고 사고가 가장 중요한 기본적 요소가 된다고 보았다.

선, 면, 색, 형태, 이미지 같은 시각예술 언어는 비언어적 방식으로 사람들과 대화하게 한다. 미술치료는 개인의 성장과 통찰, 변화를 위해 미술표현이라는 비언어적 조형언어를 사용하는 방법이며, 생각, 감정, 지각 같은 우리 내면의 세계를 외부의 현실세계 및 인생경험과 연결시키는 수단이다. 즉, 미술치료란 미술이라는 시각매체를 활용하여 스스로 창작이나 생산을 체험하는 활동을 통해 환자의 불안정한 감정을 완화, 정화하도록 하고, 이를 통해 현재의 힘든 상황을 극복하여 병을 치유할 수 있도록 보완하고 지원하는 제반의 행위를 말한다.

미술치료는 인간의 조형 활동을 통해서 개인의 갈등을 조정하고 동시에 자기표현과 승화 작용을 통하여 자아성장을 촉진시킬 수 있는 심리치료의 한 분야이다. 특히 미술은 언어표현이 익숙하지 못한 아이들이나 장애를 가진 사람들에게는 언어보다 자신의 내면을 표현하는 데 더욱 편안한 도구로서의 장점을 가지고 있으며, 또한 미술 자체가 정화기능을 가지고 있어 손상되고 불안정한 감정을 완화시키는 데 도움을 줄 수 있다(김선현, 2006).

임상미술치료는 이러한 미술치료의 특성을 의학에 적용한 것이며, 동시에 의학적 임상현장에 미술을 도입한 것이다. 임상미술치료(Clinical Art Therapy)라는 이름에서 알 수 있듯이, 임상미술치료는 임상과 미술치료가 접목된 것이다. 임상(Clinical)의 사전적 의미는 "환자를 진료하거나 의학을 연구하기 위해 병상에 임하는 일"이라는 뜻으로 두 단어의 의미를 결합해 보면 임상미술치료란 환자의 진단과 치료를 위한 미술이라고 할 수 있다(김선현, 2009).

21세기에 접어들면서 의학은 질병 중심에서 건강 중심의 의학으로 그 축이 옮겨지고 있으며, 이러한 추세에 편승하여 많은 비의료인들이 건강증진에 관한 연구와 시술에 참여하는 현상이 확산되었고, 대체의학이라는 말이 자연스럽게 사용되기 시작했다. 대체의학은 현대의학의 흐름에 새로운 방향을 제시하고 있다. 심신의학치료법의 하나인 미술치료는 예방적 효과뿐만 아니라 치료에 대해 자신이 컨트롤할 수 있는 능력을 길러 준다. 또한 심신이완 등을 통해 스트레스를 완화시키므로 정서상태 및 신체상태가 함께 개선됨을 볼 수 있다. 마음상태와 면역의 상관관계는 치료효과에서 차이가 난다. 그 예로, 환자의 마음이 안정될 경우 호흡수의 감소, 피부 전도력 감소, 뇌파상에 알파리듬 증가, 대뇌와 후뇌의 혈류 증가, 다양한 호르몬 분비의 변화 등에 관한 많은 연구가 있다. 또한 감정을 잘 표현하는 환자의 경우 세포의 분열도 늦고, 림프구 수도 훨씬 많았다는 보고도 있다. 예술창작 활동을 통해 환자의 감정을 표현하고, 심리적 안정을 취하는 것은 면역성 강화에 도움을 준다(김선현, 2009).

이에 따라 최근 미술치료는 고객(피상담자)을 위한 상담 역할을 넘어서서 환자를 치료하는 역할로 그 응용범위가 넓어지고 있다. 상담(counseling)의 대상이 고객(client) 차원을 넘어서 환자(patient)로 서비스 범위가 전 세계적으로 확산일로에 있다. 미술활동이 단순한 오락활동(Recreational Activity)이나 기분전환 활동(Diversional Activity)이나 고객 상담 등의 비교적 소극적인 서비스 활동에서부터 병이 있는 환자의 증상을 호전시키거나 치료할 목적으로 제공하는 비교적 적극적인 서비스 활동으로 확대 발전하는 추세에 있다는 뜻이다. 현재 미술치료는 전 세계적으로 점점 더 서양의학, 동양의학, 대체의학 모든 분야에 정규 교과 과정에 도입되기 시작하고 있고 임상에 활발하게 응용되고 있으며 과학적인 방법으로 적극적으로 연구되고 있다(김선현, 2009).

이렇듯 의학에서 활용되는 임상미술치료는 정신과적 질환에 국한시켜 특정 질환자나 특정 과에서만 사용되는 것이 아니라, 다양한 질병에서 심리적 안정, 면역성 강화 및 환자의 삶의 질 차원에서 적용되고 있다(김선현, 2009).

재활의학 분야에서는 중풍(stroke), 뇌손상(brain injury), 척수손상(spinal cordinjury), 뇌성마비(cerebral palsy) 환자의 치료에 많이 응용되고 있으며, 정신과에서는 각종 정신분열증을 비롯한 정신질환, 우울증, 치매환자 등에 이용하고 있다. 소아과에서는 주의력 결핍증, 과잉행동장애, 학습장애아동 등에 흔히 사용한다. 그 외 일반내과나 가정의학과에서도 환자 진료에 미술치료를 자주 이용하고 있다. 그리고 다양한 특수 클리닉에서 질환별로 산부인과 질환, 산전/산후 산모 클리닉, 암 환자의 심신의 관리, 만성통증 환자의 관리, 중·경증 스트레스 환자의 관리 등에도 미술치료는 적극적으로 적용되어 많은 효과를 가져올 수 있다(김선현, 2009).

3. 집단미술치료의 효과

〈집단미술치료의 장점〉

(1) 집단미술치료는 타인과 경험을 나누고 각자의 내재된 이미지를 함께 공유하기 때문에 다른 사람의 경험까지도 체험할 수 있다.

(2) 집단미술치료는 집단내에서 자신에 대한 타인의 지각을 알 수 있는 기회가 되어 상대를 이해하는 기회를 제공한다.

(3) 집단 내의 계층발생 등의 갈등을 해소하고 소속감을 경험할 수 있다.

(4) 집단 내에서 자기표현을 하며 자기인식과 자아발견을 경험할 수 있다.

(5) 집단을 통해 대인관계의 개선, 사회성 향상에 도움을 준다.

(6) 집단 내에서 타인과의 상호작용을 통해 자신을 재발견하게 되고 도움을 받음과 동시에 도움을 줄 수 있다.

(7) 유사한 욕구, 유사한 문제를 가진 집단구성원이 모여 상호 지지하여 문제를 해결할 수 있다.

(8) 집단원들끼리 서로 새로운 역할 모델링을 할 수 있다.

(9) 하나의 프로그램을 집단에 적용함으로써 동시에 많은 참여자들에게 효과를 줄 수 있다.

(10) 집단 내에서 개인적 경험과 집단적 경험이 동시에 이루어진다.

(11) 집단을 통해 자신을 객관적으로 볼 수 있는 기회를 제공한다.

(12) 집단 속에서 스스로 자신의 문제를 인식하고 프로그램의 진행과정 속에서 문제해결 방법을 터득할 수 있다.

Liebmann은 집단미술치료의 효과를 다음과 같이 설명했다.

(1) 모든 사람이 각자의 수준에서 집단에 동시에 참여할 수 있다. 활동의 과정이 중요하고 저항 없이 쉽게 실시할 수 있다.

(2) 미술은 의사소통과 표현의 또 다른 통로로 말로써 표현하지 못했을 때, 미술을 통한 표현은 언어적인 표현 그 이상을 표현할 수 있다.

(3) 미술이라는 매체를 통해 다양하고 창조적으로 자신의 감정을 표현할 수 있게 된다.

(4) 미술은 자신이 인식하지 못하고 있는 환상이나 무의식을 표현하고 쉽게 이해하게 된다.

(5) 미술작품은 장기간 보관할 수 있으며, 구체적인 유형물이 남아 있어 나중에 재탐색할 수 있다.

(6) 미술매체를 통해 자신을 표현하다 보면 미술에 흥미가 유발되며, 이는 집단구성원 간에 공유할 거리를 제공하게 된다.

4. 집단미술치료 활동의 구조화

집단의 구조화란, 참여자에게 집단의 성격과 목적, 집단을 운영하는 데 필요한 기본규칙, 지켜야 할 기본적인 행동 규준, 그리고 미술치료사의 역할과 참여자의 역할 등에 대해 설명하고 가르쳐 주는 것을 말한다(김진숙, 1999). 집단 구조화의 목적은 집단구성원으로 하여금 성공적인 집단경험을 위한 준비를 하도록 안내하는 데 있다. 집단의 구조화는 준비모임이나 첫 번째 집단모임에서 집중적으로 실시되지만 대개의 경우 단 한 번의 모임으로 끝나지 않고 집단 발달의 전 과정에 거쳐 이루어진다.

집단미술치료의 운영에서 집단구성원 각자가 무엇을 하기를 원하는지를 알고 있다면 비구조화의 방식으로 작업하는 것이 적절하다. 비구조화의 방식으로 작업할 때는 일정한 시간과 장소에서 집단이 진행되나 각자 자신의 작업을 추구하므로 개성 있는 다양한 양상이 나타나지만, 집단의 응집력은 약해진다.

그러나 집단구성원이 구체적인 주제를 가지고 작업하고 공유하기를 원하는 집단에서는 구조화된 방식을 채택하는 것이 적절하다(Liebmann, 1986).

집단미술치료를 실시하는 데 구조화를 사용하는 이유는 다음과 같다.

(1) 대부분의 사람들은 집단이 시작할 때 어려움을 느낀다. 이때 구체적인 주제의 제시는 시작을 용이하게 하고 특별한 초점을 제공할 수 있다.

(2) 초기의 주제는 미술치료가 무엇에 관한 것인지에 대해 집단구성원이 이해하도록 도울 수 있다. 집단에서 사람들이 이런 접근법에 친숙하지 않다면 특히 구체적인 주제를 제시하는 것이 적절하다.

(3) 아주 불안정한 집단일 경우 구조화가 필요하다.

(4) 가끔은 집단의 운영에 있어 시간의 압력이 있을 수 있다. 단시간에 효과적인 집단이 이루어지기 위해서 적절한 주제를 제시할 수 있다.

(5) 집단구성원이 주제를 공유함으로써 집단구성원 간의 응집력과 결합을 도울 수 있다.

(6) 어떤 주제는 집단구성원이 서로 관계하는 것을 돕는 데 유용하게 사용된다.

(7) 집단구성원의 요구에 따라 주제와 활동은 융통성 있게 사용된다. 따라서 집단구성원이 주제를 선택할 수도 있다.

(8) 주제의 제시는 집단에서의 작업에 대한 토론을 촉진시켜 사람들이 '관례'에서 벗어날 수 있도록 도울 수 있다.

이렇게 구조화된 주제의 제시가 장점이 있는 반면, 주제의 제시로 인해 집단구성원에게 다음과 같은 단점이 야기될 수도 있다.

첫째, 주제가 부적합하면 제한된 시간 내에 작업이 마쳐지지 않을 수 있고, 지나치게 많은 감정을 불러일으킬 수 있다.

둘째, 어떤 주제는 집단구성원으로 하여금 불만족스러운 상태로 지속될 수 있는 경우도 있다.

따라서 미술치료사는 구조화된 방식으로 집단구성원에게 접근할 때, 집단구성원의 특성, 집단의 발달 단계, 개인적 욕구와 집단의 욕구, 시간의 제한성, 집단구성원의 성숙과 표현의 준비 정도 등을 고려해야 한다.

5. 집단미술치료의 유의점

Liebmann(1986)은 집단미술치료의 운영에서 고려해야 할 부분을 열여섯 가지로 언급하고 있는데 그 내용은 집단 설정하기, 집단에 영향을 주는 외부 요인에 대한 고려, 목적과 목표, 집단의 한계와 기본규칙, 개방집단과 폐쇄집단의 특성, 미술치료자의 역할, 회기의 형태, 도입과 워밍업, 주제선택, 활동, 토론, 해석, 회기의 마무리, 기록과 평가, 회기의 대체적인 형태, 집단의 진행과정에 대한 것이다. 이러한 요소를 기준으로 집단미술치료 운영에서 유의할 점을 살펴보자.

1) 미술치료사

미술치료사(집단지도자)는 집단미술치료 운영 경험이 있는 지도자인지가 중요하다.

경험이 있는 지도자일 경우 집단미술치료의 장을 통해 집단구성원과의 목표달성을 원활하게 할 수 있으며, 집단에서 야기되는 우발적 상황에 대한 처리도 유연하게 할 수 있으며, 집단에서 야기되는 우발적인 상황에 대해서도 유연하게 처리할 수 있다. 미술치료사는 지도자로서의 자질, 치료사의 자기문제 해소, 언어적 반응, 치료사의 지향성 등이 고려되어야 한다. 또 미술치료사는 자기분석 과정과 슈퍼비전 과정을 통해 성숙된 자질을 갖추는 것이 가장 중요하다. 또한 미술치료사는 공동의 치료사(지도자)가 필요할지에 대해서도 고려해 보아야 한다. 집단미술치료는 매체를 통한 작업이 이루어지는 것이므로 작업 중에 야기되는 문제나 작업 과정, 그에 대한 반응 등에 민감하게 관계해야 하므로 때로는 공동의 지도자가 필요할 수도 있다. 예를 들어 작업 도중 작업을 포기하거나 개입이 어려운 집단구성원일 경우, 연령이 너무 어리거나 통제가 어려운 아동일 경우, 치료사는 혼자서 집단을 운영하기에 어려움을 느낄 것이다. 그러나 공동의 미술치료사가 진행할 경우, 반드시 집단의 철학이나 목표에 대한 공동의 추구가 필요하다.

2) 집단미술치료 공간

집단미술치료가 이루어지는 공간은 충분히 작업할 수 있는 공간으로 구성되어야 하며, 집단구성원들이 원활하게 작업할 수 있는 공간이 갖추어져 있어야 한다. 또한 매체를 자유롭게 사용할 수 있도록 다양한 매체가 갖추어져 있어야 하며, 적절한 조명과 소음이 없는 조용한 공간이어야 하며 물, 싱크대 등이 배치되어 있어야 한다.

3) 시간

집단미술치료의 유형에 따라 하루 1회만 실시할 수도 있고, 매주 1, 2회 정도 정기적으로 만남을 가지는 분산집단으로 진행할 수도 있다. 집단의 시간을 정할 때는 집단구성원의 특성에 따라 낮이 좋은지 오후가 적당할지 등에 대해 고려해서 정하는 것이 좋다. Liebmann(1986)은 집단미술치료의 실시과정에서 다음과 같은 시간분배를 했다. 도입과 준비운동(warm up)에 10~30분, 집단활동에 20~40분, 토론과 집단의 마무리에 30~45분을 각각 배분하였다. 실제 집단 회기의 시간은 1시간 30분 정도가 표준으로 많은 기관에서 사용할 수 있는 1회기의 시간은 1시간 반~2시간이며, 기관에서 허용한 시간을 고려해야 한다.

4) 매체

미술치료에서 가장 관심을 가져야 할 것 중의 하나가 매체다.

루빈(Judith A. Rubin, 2006)은 치료사가 가지고 있는 선입견이 미술치료에 방해요인이 될 수 있다고 언급했다. 또 치료사는 환자(내담자)에게 다양한 매체를 시도해 보는 것이 필요하다고 했다. 치료사는 여러 번 시행착오를 경험하면서 내담자의 다양성을 이해해야 한다. 가장 일반적으로 사용하는 미술치료 매체는 크레파스, 마커펜, 사인펜, 색연필, 물감, 붓, 여러 가지 크기와 질감, 다양한 색상의 종이, 콜라주 재료, 헝겊, 자연물 등을 들 수 있다. 이 외에도 미술치료에서 매체로 이용할 수 있는 재료는 한계가 없으며 아주 다양하다.

집단미술치료에서 준비된 집단구성원이 자발적으로 자신을 표현할 수 있는 경우에는 다양한 매체의 제시가 도움이 될 수 있다. 그러나 집단구성원의 특성에 따라서는 다양한 매체로 인해 부담감을 느끼고 환자(내담자) 스스로 작업에 대한 의욕을 상실해 버릴 수 있으므로 매체의 적절한 선택이 중요하다.

5) 집단구성원

집단구성원의 특성이 동질집단인지, 이질집단인지, 아동, 청소년, 성인, 노인을 대상으로 하는 집단인지, 장애가 있는지, 정신적 문제를 가진 집단인지, 사회적 문제 집단인지에 따라 집단구성원의 특성으로 인하여 집단의 차이가 있을 수 있다. 그러므로 미술치료사는 집단구성원의 특성에 대한 목적과 목표를 명확히 해야 하며 프로그램의 구성 전략에도 신중하게 고려해야 한다.

6) 집단의 목표와 목적 정하기

집단을 이끄는 미술치료사는 집단의 목표와 목적을 명확히 해야 한다.

Libemann(1986)은 집단에 참여하기 전에 '이 집단에서 무엇을 하려고 하는지'를 생각해 보는 것이 도움이 된다고 언급하고 있다. 집단미술치료에 참여하는 구성원들은 대인관계를 형성하는 것에 어려움을 느껴 원만한 대인관계를 형성하는 데 도움을 받기 위해 참여하게 된 것인지, 과거의 고통과 상처를 치유하고자 하는 것인지 등 다양한 요구와 기대를 가지고 참여하게 된다. 이때 치료사는 집단의 목적과 목표를 명확하게 함으로써 집단구성원의 욕구를 해결하고 집단미술치료의 효과성을 높일 수 있다.

7) 집단의 한계와 기본 규칙

집단작업을 실시할 때 집단의 규칙과 한계에 대한 부분을 정하고 그것을 집단구성원에게 알리는 작업은 중요하다. 집단을 처음 경험하는 사람에게는 집단의 기본규칙을 제시하고 한계에 대한 규정을 알리는 것은 더욱 필요한 일이다. Libemann(1986)은 다음의 사항을 집단미술치료 회기의 시작에서 규정해야 한다고 언급한다.

- 일반적인 사회규칙, 예를 들면 방해금지, 타인에 대한 존중, 시간엄수 등을 인식시킨다.
- 비밀유지의 중요성을 인식시킨다. 이로 인해 집단은 안정감을 느낄 수 있다.
- 집단구성원에게 집단작업의 진행 시 적극적으로 참여하고, 자신들의 작업에 대한 이야기를 나누게 될 것이라고 이야기해 준다. 그러나 반드시 자신의 작품에 대해 강제적으로 이야기하도록 요구받지는 않을 것이라고 알려

주는 것은 중요하다.

- 시간의 한계는 상세히 설명되어야 한다. 그리고 집단구성원들이 치료시간 내내 머물러야 하는지 여부도 설명되어야 한다. 그리고 집단 회기가 끝날 때 '무언가 종료되지 않은 채로' 떠나는 것을 피할 수 있도록 한다.
- 미술치료사를 포함하여 집단구성원 모두가 집단의 책임을 공유할 것을 알려야 한다. 개개인 스스로가 자신의 감정에 대해 책임을 가져야 한다.

8) 도입 단계의 워밍업과 활동

집단미술치료를 시작할 때, 간단한 워밍업 활동이 집단의 몰입과 적극적인 개입에 도움이 된다. 워밍업의 방법으로 신체적 활동과 놀이 등을 활용할 수 있다.

9) 작업 과정

집단미술치료 과정에서의 작업 과정은 매우 중요한 부분이다. 미술치료사가 지시적 방법의 과제를 제시하든지, 비지시적 방법으로 집단을 운영하든지 간에 집단구성원의 작업 과정은 자신의 내면을 표현하는 시간이므로 중요하다. 또한 이것은 비언어적 대화의 과정이므로 작업 과정 동안 서로에게 방해가 가지 않도록 주의해야 한다. 집단미술치료에서의 작업은 혼자서 작업하는 방법, 두 명 또는 소그룹으로 작업하는 방법, 전체 집단구성원이 다 같이 작업하는 방법으로 이루어질 수 있다. 작업 과정에서 집단구성원에게 제시하는 지시는 집단구성원의 참여 전후의 상황에 유의해야 하며, 현재 야기되는 문제와 연결되는지 치료사는 주의해야 한다. 집단미술치료의 작업 과정이 진행되는 동안 각각 개개인 간에 시간적 차이가 있을 수 있다. 이럴 때 치료사는 제한된 시간이 다 되어 감을 알려 주어 작업이 마무리될 수 있도록 해야 한다.

10) 토론

작업 과정이 끝나면 작업한 것에 대해 서로 논의과정을 가지게 된다. 토론의 방법을 어떻게 할 것인지에 대해 치료사와 집단구성원들은 함께 결정하거나 치료사가 그 상황을 보고 유연하게 결정할 수 있어야 한다. 토론 시에는 누구의 작품이 잘되고 못되고를 언급하는 것이 아니라는 것을 집단구성원에게 알려야 하며, 시간의 제한성을 알리고 자신의 의견을 표현하고 있는 집단구성원에 대해 공감할 수 있도록 집단구성원에게 먼저 숙지시키는 것이 필요하다.

11) 해석

미술치료사가 해석을 하려면 풍부한 임상경험과 충분한 슈퍼비전을 받아 슈퍼바이저에게 훈련을 받은 후에 해석을 시도하는 것이 좋다. 상담이나 치료과정에서 야기되는 전이와 역전이, 투사, 감정에 대한 부분을 슈퍼비전을 받아서 치료사 스스로 건강하게 하는 것이 필수적이다.

12) 마무리

집단미술치료의 마무리 단계에서는 집단에서 야기되었던 문제에 대해 함께 나누고 집단구성원이 가지고 있는 집단치료에 대한 기대에 대해 어느 정도 이루어진 상태에서 마무리할 수 있다. 집단구성원의 문제가 집단 내에서뿐만 아니라 실제 사회적 관계 속에서도 건강하게 생활할 수 있는 상황이 된다면 집단을 마무리해도 좋을 것이다.

13) 집단미술치료에서 치료사의 유의점

미술치료는 자기 내면의 감정, 욕구, 갈등 등을 미술매체를 통해 자유롭게 표현하고, 언어화함으로써 자신의 통찰을 가져올 수 있게 한다. 따라서 미술치료사는 집단에서 집단구성원이 자유롭게 표현할 수 있도록 최대한의 분위기 조성과 배려가 필요하며, 성급한 결단이나 가치판단을 하지 않도록 여유 있게 기다려 줄 인내심도 필요하다. 미술치료에서는 환자(내담자) 스스로가 자신의 작품을 통해 자신을 발견하고 찾을 수 있는 요소가 내포되어 있으므로 천천히 기다려 주는 자세가 중요하다. 또한 집단구성원이 매체를 자유롭게 선택하고 사용할 수 있도록 해야 한다. 물론, 집단의 성격에 따라 치료사가 매체를 제한할 수 있으나, 너무 엄격하게 제한하는 것은 좋지 않다.

치료사는 때론 자신의 내면을 표현할 수 있는 용기가 있어야 하며, 유머와 진실성을 지니고 있어야 한다. 그리고 인간에 대한 기본적 온정과 사랑이 있어야 한다. 그리고 치료사의 창조적 태도도 중요한 요소다(이형득, 1979).

집단미술치료의 치료사가 되기 위해서는 유능한 미술치료전문가로부터 받는 슈퍼비전은 필수 요소이며, 자신에 대한 이해와 자기분석을 통한 확실한 자기존재감이 있어야 한다. 집단을 운영하다 보면 예상치 못한 사건이 생기기도 하고, 집단구성원이 치료사를 조정하려 할 때가 종종 있다. 이때 치료사가 당황하고 흔들린다면 그 집단을 끝까지 성공적으로 마무리하기 힘들 수도 있을 것이다. 따라서 깊이 있는 훈련을 통해 치료사 스스로 준비가 되었을 때, 치료사는 치료적 가치를 창출할 수 있을 것이다.

PART 02

집단미술치료의 발전

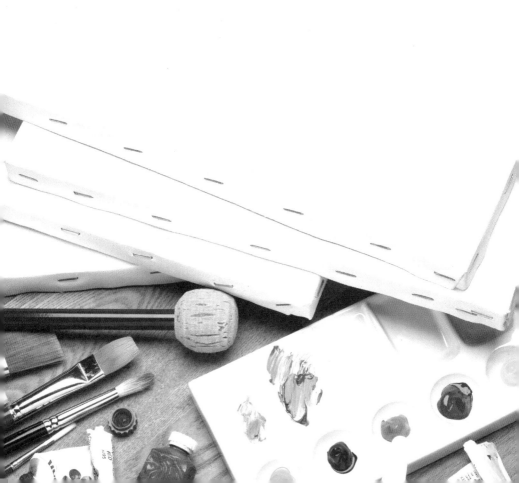

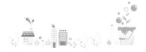

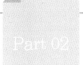

Part 02

집단미술치료의 발전

1. 집단미술치료의 발전 과정

초기 미술치료사는 정신역동적 접근에 영향을 받아 내담자의 아동기 패턴과 주요 환경의 중요성을 강조하면서 가족이나 집단미술치료에 대한 관심을 가지게 되었다. 특히 집단상담의 발달을 가져오게 된 집단역동, 인공두뇌학, 체계이론에 대한 관심이 새로운 개념화를 탄생하게 되었으며, 이를 토대로 집단미술치료사에게 집단에 대한 치료적 접근에 큰 영향을 주었다.

미술치료에 관심을 가진 대부분의 치료사가 개인중심으로 치료를 진행하였으며, 미술치료를 세상에 소개한 나움버그(Margaret Naumburg)도 개인미술치료를 중심적으로 시도하였지만, 비만여성을 위한 집단작업을 소개하기도 했다. 곤더(Gonder), 던(Dune)과 샘플(sample)도 아동과 청소년을 위한 집단프로그램을 제시하였다.

영국에서도 미술치료의 발전은 2차 세계대전 재활운동에 활용되었다. 치료의 목적은 큰 수술을 마친 환자나 결핵과 같은 장기적인 질병을 앓고 있는 환자가 회복하는 시기의 지루함에서 창의적이고 편안한 해방감 같은 것을 얻게

해 주는 것이었다. 종종 미술가들은 의사로부터 환자의 정신적 진단에 사용할 수 있도록 환자가 그림을 그릴 수 있도록 자극해 달라는 부탁을 받곤 했다. '미술치료(art theraphy)'라는 용어는 1942년 예술가 힐(Adrian Hill)이 서식스(Sussex)에 있는 에드워드 7세 왕 요양소(King Edward VII Sanatorium)에서 회복 중에 있는 결핵환자에게 시행하던 일을 표현하면서 처음으로 사용했다. 그는 그림이 단순히 환자에게 소일거리만 제공해 준 것이 아니라 그들의 불안과 정신외상을 표현하게 해 주는 매개체임을 발견했다. Hill은 열정적이고 유명한 공인으로서 미술치료를 정신과 병원, 요양소 등에서 널리 사용하도록 한 캠페인을 성공적으로 이끌었다.

미술가이자 삽화가인 사이먼(Rita Simon)도 아들러 심리학(Adlerian Psychology)에 관심을 가지기 시작했고 그 후 자신이 직접 고안한 분석법, 미술에 대한 폭넓은 이해 등으로 인해 미술치료에서의 탁월한 경력을 쌓을 수 있었다(Waller, 1993).

집단미술치료에 대한 책 중에 초기에 나온 것은 미술치료사인 조셉(Cliff Joseph)과 정신과 의사 해리스(Jay Haris)가 쓴 『마음의 벽화: 정신병 치료공동체의 이미지(Murals of the Mind: Image Of a Psychiatric Community)』(1973)이다. 이 책에서는 정신분석적 접근을 지향하고 있으며, 환자가 매주 함께 공동의 벽화를 만들고 공동벽화의 형태나 내용을 분석하는 형식으로 진행되었다(Rubin, 1999).

1960년대와 1970년대에 집단미술치료 분야에 대한 발전이 이루어지면서 1975년과 1980년 사이에 게슈탈트 미술치료사였던 라인(Janie Rhyne)의 게슈탈트 미술치료에 대한 책과 정신분석적 접근방법에 의한 루커스(Xenia Lucas)의 책에서 집단미술치료가 언급되었다. 그 후 1982년 Harris가 『미술치료와 집단작업』을 소개하면서 개인의 내면세계 표현을 통한 개인 탐색도 중요하지만 집단의 정신역동에 의거한 개입의 중요성을 언급하고 있다(Rubin, 1999).

그 외 Liebmann이 1986년에 집단미술치료에 사용되는 기법에 대한 것을 조사하여 책으로 발간하였으며, 월러(Diane Waller)는 집단분석, 개인 간의 집단치료, 체계이론, 미술치료에서 나온 개념을 기초로 하여 『집단 상호작용 미술치료(Group Interactive Art Therapy)』라는 책을 소개하였다. 로젠(Mickie Rosen)은 체계중심의 방식을 적용한 집단미술치료에 관심을 가지고 이를 실시하였다.

2. 동양과 서양의 집단미술치료의 차이

저자는 오랫동안 임상을 하면서 동양미술과 서양미술을 적용한 매체를 비롯하여 동양과 서양의 미술치료 프로그램을 환자들에게 실시하였을 때 차이점이 있다는 것을 발견할 수 있었다. 우리나라뿐만이 아니라 다른 동양인, 서양인들에게 적용하였을 때도 차이가 있음을 알 수 있다. 앞으로 더 많은 연구가 이루어져야 할 것이라 생각한다.

동양미술과 서양미술을 집단미술치료에 적용하였을 때의 차이점은 다음과 같다.

〈동양미술을 집단미술치료에 적용하였을 때 장점〉
(1) 먹과 붓의 사용은 무의식을 더 잘 드러내게 하여 집단의 상호작용을 더욱 활발하게 한다.

(2) 동양미술은 우리의 문화적 특성을 잘 반영하고 있으므로 집단의 무의식과 갈등을 드러내는 데 알맞다.

(3) 여러 굵기의 선으로 표현되는 동양화는 개인의 표현력을 더욱 증진시키고 이는 집단 내의 표현력 상승효과를 가져온다.

(4) 동양화는 상상력을 유발시키고 다양한 의미를 내포하는 읽는 그림으로서 집단의 생각과 사유를 유발하여 표현하게 한다.

(5) 먹과 붓은 친숙한 매체로서 노인들이 접근하기에 용이하다.

(6) 동양화의 흑과 백의 색은 집단의 분위기의 감정을 이완시키고 갈등을 순화시킨다.

(7) 전통적 문양과 색채는 우리의 문화적 특성과 일치점이 있어 접근하는 데 부담감이 없다.

(8) 먹에서 나오는 향이 참여자에게 유년기의 향수를 불러일으키고 회상시킴으로써 심신의 안정, 편안함을 유도한다.

(9) 동양 미술치료는 작품활동 자체만으로도 인격수양, 사유, 휴식의 효과가 있다.

〈서양미술을 집단미술치료에 적용하였을 때 장점〉

(1) 서양미술은 사실적 표현을 통해 현실에 대한 강한 인식을 불러일으킨다.

(2) 아동, 청소년에게 친숙함을 주어 흥미를 유발하고 접근을 용이하게 한다.

(3) 색채 표현이 강하여 시각적인 자극을 주어 신경을 자극하고 감각을 발달시킨다.

(4) 점, 선, 면을 모두 고르게 사용하여 형태를 이루게 하고 이는 조형적, 입체적 감각을 발달시킨다.

⑸ 현재 미술교육, 미술 감상이 서양미술에 편중되어 있기에 일반적인 명화는 대부분이 서양미술이므로 접근에 부담감이 없다.

⑹ 서양미술은 개인적, 인간중심적 내용이 많으므로 개인의 내면을 표현하고 통찰할 수 있는 기회를 제공한다.

PART 03
아동 집단미술치료

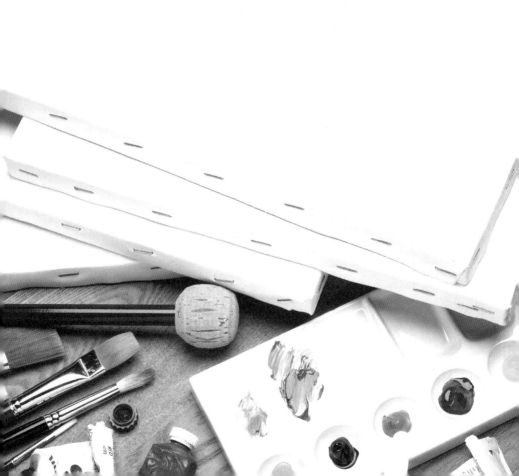

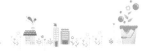

Part 03

아동 집단미술치료

1. 아동 집단미술치료의 의의

Piaget(1969)에 따르면 초등학교 아동들은 구체적 조작기에서 형식적 조작기까지의 발달 단계에 있어 아동들은 분명한 예, 학습보조기구, 지시를 필요로 한다. 또한 자아중심적 사고의 경향이 있으므로 다른 사람들의 상황을 공감하는 데 어려움을 느끼며 다른 사람의 관점에서 보거나 그 역할을 이해하기 어려워한다(Wadsworth, 1989).

Yalom(1975, 1985)은 집단치료의 기초이론으로 인간은 대인관계 속에서 배우고 발전한다고 하였다. 따라서 개인은 다른 사람과의 관계를 점점해 봄으로써 자기 자신을 가장 잘 이해할 수 있으며 이런 종류의 피드백을 지금—여기(here and now)라는 맥락에서 받기에는 집단활동만 한 것이 없다. 이러한 조건들을 고루 갖추어 아동들에게 재미와 자유로움을 주고, 자신을 이해하고 이해받을 수 있는 정보를 제공하며 집단에서의 솔직하고 개방적인 만남을 통하여 부적응 행동과 새로운 관계형성을 쉽게 배울 수 있는 곳이 바로 집단미술치료이다.

주의집중 시간이 짧고 행동을 자기 주도적으로 규제할 수 있는 결단력과 실천력이 부족한 초등학교 아동에게 있어서 또래관계를 통한 다양한 적응적 체험과 집단에 대한 소속감을 가지게 하는 집단미술치료 프로그램은 매우 유용한 상담기법으로 활용될 수 있다.

아동들의 미술표현에는 쉽게 양적으로 측정할 수 없지만 그럼에도 불구하고 아동 자신뿐만 아니라 타인에 대한 긍정적인 관심, 삶에 대한 열정, 미래에 대한 희망적 견해 등이 들어 있을 뿐만 아니라(Malchiodi, 1998), 미술활동을 통하여 아동 스스로 자신의 문제 진단과 동시에 치료효과까지 얻을 수 있다. 그러므로 치료사는 아동작품에 나타난 미술표현의 특징을 고정된 잣대로 일방적인 진단과 해석을 하기보다는 아동중심, 인간중심의 인간관에 기초하여 아동들이 그림을 어떻게 그렸으며, 무엇을 그렸으며, 왜 그렸는지에 대한 아동의 반응과 느낌을 먼저 듣고 이해하며 존중하는 것은 대단히 중요하다.

2. 아동 집단미술치료에 대한 문헌 탐색

집단심리치료 분야의 선구적인 저술은 1940년대에 시작되었다. 뉴욕에서 집단행동에 대해 저술한 Slavson의 Introduction to Group Psychotherapy(1943)와 어린이 소집단의 놀이치료에 대한 Axline의 chapter는 오늘날 아동집단치료를 하는 치료사들에게 지속적으로 영향을 미치는 문헌이다. 1960년대에는 미국의 Ginott(1961)와 영국의 Anthony(1965)가 집단치료의 이론과 실제에 중대한 점을 부가함으로써 집단치료의 발전에 기여하였다. 그리고 최근 Dwivedi(1993)의 입문서와 학술지 Group Analysis(1988,

1996)에서 아동 집단심리치료에 대한 논문 등을 포함한 저서의 증가는 영국에서 특히 행동장애로 분류되어 진료소에 위탁된 많은 아이들을 위해 시행되는 집단치료의 새로운 관심을 반영한다. 대부분의 저자는 사춘기 전의 아이들에 대한 집단심리치료는 전적으로 이론 그대로일 수 없으며, 역동적으로 움직이고 싶어 하는 아이들의 욕구 때문에 아이들이 모든 치료 과정 동안 계속 앉아 있도록 할 수 없다는 점에 동의한다. 그러므로 아이들의 집단심리치료는 성인에 대한 치료형식에 그대로 적용할 수 없으며, 아동심리치료는 그것 자체로 특별한 분야이다.

그 저서에서 아동들을 치료하는 대부분의 집단심리치료사는 아이들과 상호 작용하기 위한 매체로서 게임, 놀이, 미술재료(Dwivedi, 1993; Ha'mori and Ho'di, 1996; Lucas, 1988; Woods, 1993 등), 또는 희곡(Barratt and Segal, 1996)을 활용하고 있으며, 상황에 따라 아동 연령층이나 더 어린 연령층에 적절한 상호이해의 수단으로 더 구체적인 형식을 제공하고 있다. 이때 집단심리치료사가 프로그램 설명을 할 것인지, 설명은 언제 할 것인지, 그리고 집단구성원 사이에 공식적인 대화를 위한 시간을 언제, 얼마나 마련할 것인지에 대해 의문이 발생하게 된다.

아동에 대한 집단심리치료에 있어서 Slavson은 '집단활동' 모델에서 심리치료사의 역할에 대해 어떠한 설명도 없다. 내면적, 표면적 변화는 아이들이 함께 공예를 배우고, 함께 요리하고 산책을 가는 것과 같은 그 집단에서는 상호작용을 하는 아이들의 경험 그 자체와 집단의 지도자에 대한 긍정적인 관계를 통하여 일어난다고 예상되었다. 반면에 '집단분석'의 발달에 중요한 역할을 한 Anthony는 기존의 성인모델에 가깝게 아동 집단심리치료를 서술한 다른 저자들보다 훨씬 더 아동집단치료에 가깝게 접근했다. 그의 극단적인 실험은 발달 장애아동들 집단을 대상으로 진행되었는데, 치료기법은 치료실 안에 여섯 명의 아이와 한 명의 심리치료사가 테이블 주위에 앉아 있고 30~40분 동안 막연한 대화를 하는 '작은방 기법'이었다. Anthony에게 있어서 언어로 나타나는 대화는 아이들의 집단심리치료에 있어서 필수적인 요소였고, 그의 견해는 아이들의 행동욕구를 언어로 표현하는 것이, 강한 감정을 행동으로 나타내는 것을 대신한다는 것이었다. Slavson과 Anthony의 저서는 오늘날 대부분의 양쪽 이론의 관점을 사용하는 그 분야의 심리치료사들에게 영향을 주었으나 어떠한 모델도 동일하게 모방되지는 않고 있다. Woods(1993)는 Anthony의 '작은방 기법'에 의해 불러일으켜진 욕구는 치료사와 아이들에게 너무 스트레스를 주고, 치료적 효과 또한 어떠한 증거도 없다고 한다. 그러나 집단의 경험에 의해 스스로 치유된다는 Slavson의 생각에는 몇몇 학자가 따르고 있다. Lucas(1998)와 Behr(1988, 청소년에 대해 저술함)는 모두 집단에서 아이들의 경험이 가장 중요하다고 강조한다. 그리고 Lucas는 다음과 같이 기술 한다. "아이들을 치료할 때 많은 설명은 필요 없으며 놀이나 과정 자체가 치료이다." (1988: 141). 그러나 오늘날 집단심리치료사는 일반적으로 반응의 촉진을 추구한다. 그리고 Lucas는 "적절한 질문 또는 단어 게임은 무의식적이고 연상하여 생각하게 하는 방법이다."라고 기술하였다(1988: 141). 아동 집단에 대한 치료로 가장 적절하고 보편적으로 적용되는 공통적인 치료는 현재 표준화되어 있지 않다(Farrell, 1984; Lucas, 1988; Barratt and Sagal, 1996; Ha'mori and Ho'di, 1996; Westman, 1996). 다만 Dwivedi(1993)가 저술한 입문서에 이론과 실제 예를 함께 실어 놀이의 현 상태와 실제의 다양성에 대한 일관성 있는 청사진을 제시하여 다소 도움이 되었다. 그는 치료사들에 의해 제안된 방대한 범위의 관련 요소들에 대한 이론을 제시한다. 그는 또한 성적으로 학대받은 아동들과 흑인아동들에게 부정적인 이미지를 벗도록 하기 위하여 종족, 본성, 언어, 문화, 종교에 대해 생각하도록 하는 등 집단에 관계된 집단심리치료의 집중적인 실시 예를 제시하고 있다. 집단치료 실시의 후반부에 그 집단을 움직이게 하는 방식에 있어 교육적인 요소가 있다.

현재 아이들의 집단심리치료 분야에서 일하거나 글을 쓰는 집단분석가에 의한 저서 사이에서 Woods(1993, 1996)는 집단에서의 한계점과 제한설정의 주제에 대해 숙고하는 데 중요한 공헌을 하고 있다. 그리고 '아이의 집단치료에서 폭력의 취급(1996)'이라는 그의 논문에서 그는 집단에서 폭력적으로 행동하는 아이들에 대해 치료를 실시할 때 집단치료사는 스스로의 폭력성에 접촉할 필요성에 대해 지적한다.

최근 저서에 포함된 다른 주제: 아동의 불안이 심하게 되었을 때 아동의 활동을 지도하는 형식에 있어서 더 많은 체계를 제공하는 것(Lucas, 1988; Dwivedi, 1993; Barratt and Segal, 1996), 또는 집단의 단결을 장려하기 위하여(Woods, 1993); 반면 Garland는 심각한 자아학대의 성향이 있는 아이들은 그들에게 제공된 체계를 이용할 수 없다는 점을 지적한다.

일부 다른 저자는 적절한 집단치료를 받기에 너무 손상된 아이들에게 새로운 새로운 치료를 실시할 것을 제시하고 있다. Brown et al.(1989), Pfeifer(1992), Spinner(1992) 그리고 Westman(1996) 모두 Slavson이 집단치료에 참여하기 위해 필요한 자질로 여겼던 내면적 사회성을 가지고 있지 않은 심신이 심각하게 박탈된 아이들의 치료실시에 대해 기술한다. Westman은 이러한 경우 집단치료 실시를 권하는 배후의 근본적인 이유는 감정적으로 박탈된 아이들은 개인관계의 강도에 맞설 수 없고 그래서 집단은 이 같은 관계를 희석시켜 감정적으로 박탈된 아이들이 인간관계를 참을 수 있는 환경을 제공할 것이라고 기술한다(1996: 56).

아동에 대한 미술치료 집단들을 논의함에 있어서 한 가지 정형화된 집단은 없다. 다양한 집단이 존재한다. 그리고 미술치료사들은 그들에게 접근하기 위해 유연성이 필요하다. 아동들의 나이를 고려하고 감정발달 단계도 고려해야 한다. 미술치료사들은 예를 들어 예측할 수 없는 아동들의 행동 등과 같은 어려움을 미리 예상하고 그것에 대한 수용성, 그리고 신속하고 명확하게 결정할 수 있는 능력이 요구된다. 왜냐하면 아동들은 성인들보다 방어에 더 약하고 더 빠르게 퇴행하기 때문에 미술치료사들은 아동집단치료가 운영되고 있을 때, 더 많은 판단과 행동들을 해야 하고 더 건설적인 것들을 제공해야 한다. 퇴행은 아이들 집단에서 빠르게 퍼질 수가 있고 그것은 빠르게 침식된다. 동전의 양면처럼 집단치료에서 나타나는 퇴행의 반대편은 창의력이다. 창의력은 무분별한 분위기를 나타내기도 하면서 창조성을 나타내기도 한다. 이것 또한 집단구성원들에게 아주 빠르게 전염된다. 아이들은 서로 쉽게 영향을 받는다. 어떤 계기로 인해 아이들의 능력은 마치 아이들이 몇 주 동안 그것을 함께 계획한 것처럼 훌륭하게 모두 동조하는 주제가 합쳐져서 조화롭게 프로그램을 수행하는 능력을 보인다. 미술치료사들의 역할 범위는 아마도 쾌적한 치료 환경을 만들고, 아동(집단구성원)들이 안전하며 창조적인 활동을 할 수 있도록 돕는 것이다. 그리고 치료자는 아동들이 의욕적인 참여자로서 참여할 수 있게 도울 수 있다. 또한 아동들의 정서, 감정, 창의력 등을 아동들이 스스로 발견할 수 있도록 아동 집단들을 격려하고 도와줄 수 있다.

아동들을 변화시킬 수 있는 그림에 의한 치료방법과 아동 집단들과 유연하게 작업하는 방법들을 발견하기 위해 나 스스로 매우 발견하기 위해 매우 중요하다. 왜냐하면 집단으로서의 아이들은 매우 도전적이어서 종종 치료사들의 걱정을 불러일으킨다. 치료사는 스스로 인내심을 시험하기도 하고 어떤 경우에는 체력이 모두 소진되기도 하는, 아동 집단들을 운영하는 데 있어서 치료사 개인의 스타일도 영향을 주기 때문이다.

3. 아동 집단미술치료의 이해

1) 아동의 개념

생물학적 측면에서 출생한 이후 신체적 성숙이 마무리되는 기간 사이의 생애 주기 내에 있는 연령층의 집단으로 아동기에 해당하는 인구 집단의 보편적인 특성과 욕구를 중심으로 정의 내리기도 한다. 발달심리학에서는 육체적, 인지적, 사회적, 도덕적 발달 과정까지 포함되는 보편적인 욕구와 특성을 가진 존재로 5~12세로 규정한다. 교육학적 입장에서는 교육의 대상으로 아동의 개념을 정의하고, 초등교육과정에 해당되는 시기인 만 6~12세까지로 규정한다. 법률에서 아동의 개념은 법의 성격에 따라 용어와 개념이 통일되게 정의되지 않고, 연령도 상이하게 규정된다.

아동은 신체적인 발달뿐만 아니라 지적 기능, 정서, 성격구조와 같은 모든 심리적인 측면이 발달하고 성숙해 가는 과정 중에 있는 존재이므로 아동의 그림에도 이러한 발달적 요소가 포함되어 있어 아동이 그려내는 그림의 특성을 제대로 이해하기 위해서는 아동의 발달적 측면을 알고 있어야 한다. 또한 아동의 연령수준을 고려하여 그림수준이 발달상의 정상적인 미성숙 정도를 반영하는 것인지 발달지체나 심리적 어려움을 반영하는 것인지를 분별해 내기 위해서 아동발달과 아동 그림의 발달적 특징을 이해하는 것이 매우 중요하다.

2) 이론적 배경

아동의 그림은 아동을 둘러싼 환경과 경험에 의한 아동의 사고, 감정, 공상, 갈등, 관심 등의 주제를 가지기도 하고, 제약을 받아 전혀 다르게 표현되는 등 여러 가지 요인이 영향을 끼친다. 아동미술치료는 아동 발달과 특성을 바탕으로 아동 개인의 심리적, 정신적 문제가 그림으로 표현될 때의 행위와 과정을 면밀히 관찰하여 진행되어야 한다.

(1) 프로이트의 심리 성적 발달이론

프로이트는 인간의 정신을 의식과 무의식의 영역으로 분류하고, 성격의 구조를 본능(id), 자아(ego), 초자아(superego)로 구분하여 제시했다. 프로이트는 5세 이전의 경험으로 성격의 틀이 형성된다고 했다. 여기서 성격 구조를 형성하고 움직이게 하는 것은 성적 에너지인 리비도(Libido)이며 리비도가 집중적으로 모이는 성감대의 변화에 따라 구강기(Oral stage, 0~1세), 항문기(anal stage, 2~3세), 남근기(phallic stage, 3~5세), 잠복기(latency stage, 6~11세), 생식기(genital stage, 11세 이후)의 5단계로 성격발달을 구분했다.

프로이트의 이론은 현대에 이르러서까지 미술치료에서 그림에 나타난 상징들을 무의식과 연관시켜 해석하는 데 지대한 영향을 끼쳤다. 아동의 그림은 무의식의 욕구와 밀접한 연관이 있고, 그러한 상상과 상징들을 통해 얻게 되는 통찰력을 강조한다(Rubin, 1999). 그러나 이러한 상징해석은 성적 심리에 치중되어 있고, 모든 환경에서 보편적일 수 없다는 점을 명심해야 한다.

(2) 에릭슨의 심리 사회적 발달 이론

에릭슨은 문화가 다르면 그 문화에 따라 인간의 행동과 성격이 다를 수 있다고 보고, 스승인 프로이트의 이론을 수정하여 심리 사회적 발달이론을 내세웠다. 개인의 인성발달이 생물학적 요소, 자아, 사회의 집단구성원, 이 세 가지 요소에 의해 일어난다고 보았다. 인간의 발달을 8단계로 나누어 각 단계별로 극복해야 할 위기와 발달 과업을 제시하고 발달 과업의 성취 여부에 따라 발달의 위기 극복 여부가 좌우된다고 하였다.

에릭슨의 발달 단계는 기본적 신뢰감 대 불신감(Basic trust vs Mistrust, 0~1세), 자율성 대 수치감과 회의감(Autonomy vs shame and doubt, 1~3세), 주도성 대 죄책감(Initiative vs Guilt, 4~5세), 근면성 대 열등감(Industry vs Inferiority, 6~11세), 정체감 대 정체감 혼란(Identity vs Identity Confusion, 청년기), 친밀감 대 고립감(Intimacy vs Isolation, 성인 초기), 생산성 대 침체성(Generativity vs Stagnation, 성인기), 자아 통합성 대 절망감(Ego Integrity vs Despair, 노년기)으로 나뉜다.

(3) 피아제의 인지발달이론

피아제는 아동의 발달 단계를 연속적이며 타고난 유전적 기질과 환경과의 상호작용의 결과로 인지발달이 촉진된다고 보았다. 인지발달에 필요한 세 가지 변인은 성숙, 물리적 경험, 사회적 상호작용이라고 요약했다. 또 인지발달은 감각운동기(Sensorimotor Period, 0~2세), 전조작기(Preperation Period, 2~7세), 구체적 조작기(Concrete Operational Period, 7세~12세), 형식적 조작기(Formal Operational Period, 11세 이후)의 4단계로 구분되고 각 단계에 도달하는 개인 간 연령의 차이는 있을 수 있으나, 발달 순서는 결코 뒤바뀌지 않는 다고 가정하고 있다.

(4) 뇌의 발달 단계

최근 미국 UCLA대학교와 미(美) 국립 정신건강연구소 팀이 인간의 두뇌발달 과정을 최신영상기법(FMRI)으로 촬영해 연구한 결과 인간의 뇌 발달은 전두엽(frontal lobe, 3~6세), 두정엽, 측두엽(parietal lobe, temporal lobe, 7~12세), 후두엽(occipital lobe, 12세 이후)의 순서로 앞쪽에서 뒤쪽으로 발달된다고 밝혀졌다(백중열, 2008). 과학의 발달로 뇌에 관한 연구가 급속하게 진행되면서 심리적인 부분에 의존했던 문제들은 과학적이고 신뢰적인 측면으로 접근이 가능해졌다. 이는 미술치료 분야에서도 뇌손상 환자의 재활미술치료나 ADHD아동의 상태 진단 및 호전된 경과를 지켜보는 등의 다양한 분야에서 타당한 근거로 연구, 활용되고 있다.

3) 아동미술의 특징

아동들인 각각 타고난 성격, 재능, 자라난 환경이 다르므로 모두 다른 그림을 그린다. 그러나 다양한 아동들의 미술표현 방식에서 공통된 특징이 있으며, 이를 이해하는 것은 아동들을 대상으로 한 미술치료에서 매우 중요하다(김선현·장혜순, 2008).

아동발달의 기초이론과 더불어 아동화의 발달 단계 및 아동미술의 특징을 이해하고 숙지해야 아동에 대한 세밀한 연구가 가능하고, 그림을 매체로 아동의 내면을 이해하고 어루만지며 치유하는 데 더 많은 도움을 줄 수 있을 것이다.

(1) 로웬펠드(Lowenfeld)의 아동화 발달 단계

① 난화기(The Scribbling Stage, 2~4세)

난화기는 자기표현이 최초로 시작되는 단계로 무의미한 선을 아무렇게나 마구 그려 놓는 시기이다. 어른들이 보기에는 불규칙한 선이지만, 아동들은 '엄마' '아빠'라고 의미를 붙이기도 한다. 그리고자 하는 대상이 있어서 그리는 것이 아니라 그리는 자체가 목적이고 즐거움이다. 발달 단계에 따라 무질서한 난화기, 통제된 난화기, 명명하는 난화기로 나눌 수 있다.

〈무질서한 난화기(disordered scribbling)〉

이 시기는 1세부터 시작하여 2세 6개월까지 지속되며, 끼적거리는 행위 자체에 재미를 느끼면서 무질서하게 그리는 시기이다. 유아들은 손목이 아니라 어깨를 사용한 팔운동으로 낙서를 하게 되고 감각이 주변 환경과 접촉하면서 그 반응으로 그리기 시작한다.

이 시기의 유아는 별로 힘을 들이지 않고도 다양한 흔적이 나타나는 연필이나, 크레용, 마커 등을 좋아한다.

〈조절하는 난화기(controlled scribbling)〉

이 시기에는 동작이 반복되어 시각과 근육활동 간의 협응이 시작되고 선이 일정한 반복으로 나타난다. 자기 손이나 팔의 움직임의 결과로 종이 위에 흔적이 남는다는 것을 알게 된다. 시각적 조절을 인식하게 되는 매우 중요한 시기이다. 이 시기의 유아들은 손과 팔의 움직임에 대한 관심과 근육의 움직임에 따라 난화가 나타나는 것에 즐거움을 느낀다.

그림 자체에는 큰 차이가 없지만, 손목이 부드러워지고, 자신의 손과 팔의

동작에 대한 조절을 할 수 있다는 발견이 이 시기의 가장 핵심이다. 유아는 이러한 발달을 인식하면서 다양한 움직임을 시도하게 된다. 이 시기에는 자신의 그림을 응시하게 되고 그림을 그리는 시간이 훨씬 길어지게 된다. 이 단계에 나타나는 의미 없는 선들은 운동능력에 따른 조절로 인한 중요한 결과물이다. 또 이 시기의 그림에는 마구 그린 무질서한 끼적거림들 사이에 일정한 흐름이 잡히고 규칙적인 반복이 나타나며, 수평, 수직, 사선의 규칙적인 반복이 어느 정도 지나면 동그란 선의 반복이 나타나는 등의 특징이 나타난다.

〈명명하는 난화기〉

3~4세경의 유아들이 이 시기에 속한다. 이 시기에는 무의식의 접근이 점차 의식적인 접근이 되어 자신이 마구 끼적거려 놓은 난화에 이름을 붙이기 시작한다. 전 단계에서 연속적으로 겹쳐진 선을 그리고 원, 고리, 소용돌이 모양의 공간 표현을 한 것에 비해 이 시기엔 독자적으로 끊어지고 분산되며 다양한 곡선과 직선이 뒤섞여 나타나게 된다. 아이들은 자신이 만들어 낸 형태와 주변 세계를 연결 지으려고 한다. 이것은 점차 자신의 의사를 표현하려는 의도이다. 또 아이들은 자신이 알고 있는 사물과 관련해서 표시를 하고 설명한다. 그리는 도중에 사물을 바꾸어 그릴 수도 있게 되며, 이미 그린 것을 활용해서 그리기도 한다.

② 전도식기(The Preschematic Stage, 5~7세)

시각적 대상과 관련되는 묘사적 표현이 시작되는 단계로 흔히 첫 상징으로 머리 하나에 팔과 다리를 간단한 선으로 표현한 두족화가 나타난다.

반복을 통해 한정된 개념을 발달시키며 자기중심적인 표현이 특징이다. 또한 이 시기의 아동은 선명한 색에 관심이 많고 자신이 좋아하는 색을 감정적으로 선택하게 된다. 아울러 인물, 나무, 해, 산 등을 주로 그리며 모든 것을 자기중심적으로 표현한다. 또 물체의 크기와 위치를 주관적으로 정하며 그려진 물체들이 서로 관계가 없고, 알고 있는 사물을 카탈로그식으로 표현하거나 나열하는 특징을 보이기도 한다.

③ 도식기(The Schematic Stage, 7~9세)
이 시기의 아동들은 객관적 표현을 하기 시작하며 인물을 중심으로 동물, 집, 사람, 꽃, 나무 등을 그린다. 자기의 생각을 나타내려는 도식적이고 상징적이며 개념적인 표현이 많아진다. 도식기 아동들의 그림 특성은 다음과 같다.

먼저, 아동들은 자신과 대상관의 관계를 공식화하고 그것을 도식화하여 표현한다. 아동은 몇 번이고 반복해 본 결과 표준적이고 정형적인 그림을 그리게 된다. 이 시기에는 자기중심성의 그림을 그리며 기저선이 나타난다. 이 시기의 아동은 기저선을 통하여 바닥이나 땅을 나타내면서 공간(空間) 관계에 일정한 질서가 있다는 큰 발견을 하게 된다. 양식화 이전의 단계에서 사물과 사물과의 관계를 '나무가 있고', '사람이 있다', '기차가 있다'라고만 했으나, 이 단계에서는 '나는 땅 위에 있다', '꽃이 땅 위에 나와 있다' 등의 생각으로 화면의 아랫부분에 수평으로 된 긴 선을 긋게 된다.

이 시기의 아동은 주관적 경험을 포함하게 된다. 중요한 부분을 과장하고 중요하지 않은 부분을 생략하여 주관적 인물과 공간개념을 표현할 줄 알게 된다.

아동은 공간과 시간의 재현을 표현할 수 있게 되는데 이것은 단일 공간 안에 각각 다른 시각에 일어났던 일을 연속하여 표현하는 것을 말한다. 때로는 동시에 평면(平面)과 입면(立面)을 사용하기도 하고 평면과 입체적인 것을 묘사하여 동시에 각각 다른 시각에 연속적으로 일어나는 일을 묘사하는 독자적 방법을 쓰기도 한다.

또, 이 시기의 아동은 정서적 경험이 강하기 때문에 자기가 환경의 일부라는 것을 잊고 기저선의 경험을 포기한 채 공간관계 표현에 때때로 전개도식 표현(folding over)을 사용하기도 한다. 이것은 물체를 기저선에 대하여 수직의 그림으로써 공간관계를 나타내는 과정으로 사물이 거꾸로 그려져 있는 것 같아 보인다. 그리고 아동이 자신의 내부가 외부보다 정서적으로 중요하다고 느꼈을 때 자신의 내부와 외부를 동시에 그린다. 이것은 시각적 의미보다도 정서적으로 무엇이 주가 되며 무엇에 관심이 큰지를 알 수 있다. 또 객관적 색체의 단계로 색과 사물 사이의 관계를 발견하게 됨으로써 주관적이지도, 정서적이지도 않은 사실적인 책을 사용하게 된다.

④ 또래 집단기(The Gang age, 9~12세)
사물을 보다 객관적이고 실제적으로 표현하는 리얼리즘의 시초 단계이다. 자신이 같은 나이 또래집단의 일원인 것을 인식하게 되는 시기로 자아와 주변에 대한 인식이 확대되게 된다. 시각과 지각의 발달로 객관적인 상태에서 사물을 관찰하게 되고, 자연물과 주위환경에 대한 관심도 높아진다. 도식적인 표현에서 점차 사실적인 표현으로 넘어가는 단계이고, 중첩에 대한 인식이 생긴다. 색채도 사실적 양상을 강하게 보여 주며 의복 표현에도 관심을 보인다.

<자기의식의 확대>

이 시기의 아동들은 사회적 독립에 눈을 뜨게 된다. 따라서 혼자보다는 무리 지어 놀기를 좋아하고, 여자는 자기 옷에 대하여 더 관심을 갖게 되며, 아동끼리의 암호나 은어를 만들어 어른들의 욕구와 때때로 대립하기도 하는데 이런 특징이 창작활동에도 반영이 된다.

<색채에 대한 주관적 단계>

아동이 색과 사물과의 사이에 시각적 관계가 있다는 것을 알면 알수록 치료사(또는 교사나 부모)가 아동에게 색을 사용하는 방법을 가르친다면, 사실적 색채에 대한 초기의 감각을 그르치기 쉽다. 치료사(교사 또는 부모)는 아동에게 색에 대하여 주관적이고 강한 반응을 유도해야 한다. 이 시기의 아동은 또래집단의 의사를 존중하고 도식으로부터 벗어나기 시작해 세부표현이 나타나게 된다. 또 중첩과 기저선 사이에 공간을 인식하기 시작하여 위에서 본 모습을 표현하기도 한다.

⑤ 의사실기(The Pseudo Naturalistic Stage, 12~14세)

합리적인 사고를 시작하는 단계로 시각형과 비시각형으로 나뉘어 나타나게 된다. 사물을 객관적이고 사실적으로 인식하여 표현하려는 경향이 강해진다. 삼차원적 공간개념에 의한 배경과 원근법, 입체의 명암 표현 등이 가능해진다.

<심리학적 관점에서 본 의사실기 단계>

-의사실기 단계는 사춘기 직전의 시기라는 데 의의가 있다.

-신체의 성장에 따라 무의식적인 것에서 비판적이며 의식적인 것으로 이어져 가는 상상 활동의 변화는 이 시기의 중요한 특징이다.

-아동의 창작활동을 분석해 보면 시각적 자극에 대하여 민감한 반응을 보이는 아동이 있는가 하면 주관적 경험에 관심을 두는 아동이 있으나 대부분의 아동은 이 양자의 특징을 뒤섞어 표현한다.

-시각적 경향의 아동은 공간을 원근법적으로 나타내려는 데 관심을 가지며, 색채, 빛과 그림자의 모든 변화에도 관심을 갖는다.

-주관적 경향의 아이는 자기와 외계(外界)와의 정서적 관계를 강조한다.

-시각적 경향의 아동은 그 작품에 대하여 환경에 관심을 갖고 구경꾼의 기분으로 자기 작품을 바라보지만 주관적 경향의 아동은 자기 작품 안에서 마음을 쏟는다.

〈사실적 표현이 싹트기 시작〉

이 시기의 시각적 아동을 보면 사람을 그릴 경우 앉아 있을 때 옷에 어떠한 변화가 일어나는지를 관찰하여 그것을 사실적으로 그리게 된다. 이 연령 이전에는 대개 특징 표현, 즉 옷만으로도 '이것은 여자이다', '이것은 사람이다'라는 것을 타나냈지만, 그 이후의 시각적 아동은 사물의 특징을 표현함에 있어서도 시각적 변화를 가하려고 노력한다. 즉, 빛과 그림자가 환경의 변화에 따라 변화하는 사실을 깨닫게 된다.

〈각각 다른 두 개의 공간개념 발달〉

이 시기의 중요한 변화는 먼 곳에 있는 것이 작게 보인다는 시력의 변화이다. 이와 관련하여 지평선을 발견하게 된다. 거리를 알게 됨으로써 입체적 공간을 발견하게 되며 이때 아동에게 원근법을 설명해 주어서 아동이 스스로 발견할 기회를 뺏어서는 안 된다. 이러한 발견은 언제나 자연 속에서 실제로 경험한 것을 바탕으로 깨달아야 한다.

⑥ 결정기(The Period of Dicision, 14~17세)

이 시기는 아동이 청년기에 들어서는 시기로서 정서적 불안함을 보이는 시기이다. 자기비판적 의식으로 창조적인 그림을 그리게 되는 시기이다. 사각형, 촉각형, 중간형의 세 가지 분류로 구분되어 결정나 사실적 표현에 미숙한 아동은 자신은 미술에 소질이 없는 것으로 단정 짓고 흥미를 잃어 창의적 활동이 위기를 맞게 되는 시기가 되기도 한다.

Lowenfeld는 연령이나 성장 정도에 따라 미술표현도 순차적으로 발달하게 되므로 아동의 발달 단계를 정확히 파악하여 수준에 맞는 주제를 주고, 동기를 부여하며, 알맞은 재료를 제공하는 것이 중요하다고 강조한다(김선현, 정혜순, 2008).

(2) 일반적으로 나타나는 표현적 특징

아동의 그림에서 나타나는 공통된 특징들은 성인의 그림에서 나타나는 조형원리나 이론적 이해로 나타나는 표현이 적용되지 않는 경우가 많다. 따라서 아동의 발달 단계별 특징과 더불어 표현적 특징을 기본적으로 이해하고 고려해야 한다.

① 난화적 표현

대개 첫돌이 지나면서 그리기를 시작하는데 이것은 난화, '마구 그리기' 또

는 'scribble'라고도 한다. 이 시기를 난화기라고 하며 이때의 특징은 무의
미한 선을 아무렇게나 그리며 손과 팔의 운동에 만족하는 것으로, 그리는
그 자체가 목적이고 즐거움인 것이다. 아이는 아무런 뜻이 없는 것처럼 그
리지만 아이는 그림을 그리는 과정에서 웃기도 하고 자신이 그린 것을 부
모가 보기를 요구하며 공감을 구하기도 한다.

② 의인화적 표현

아동들은 모든 사물을 자기와 동일시하여 모든 것에 생명이 있다고 생각
하고 태양, 꽃, 구름, 자동차 등에도 눈, 코, 입을 그린다. 이것은 물환론
적(animism) 사고의 표현으로 볼 수 있다. 이것은 동물의 얼굴이나, 무
생명체의 사물 모양을 사람의 얼굴 모양으로 의인화하는 현상이다. 이렇
게 동물이나 사물이 의인화되는 현상을 애니미즘(anmism) 현상이라고
도 한다.

③ 투시적 표현

뢴트겐(Rontgen) 화법 또는 엑스선(X-ray) 화법이라고 하며 보통 5~7
세 아동의 그림에서 많이 나타난다. 아동들은 보이는 것을 사실적으로 표
현하는 것보다는 알고 있거나 경험한 것을 상상해서 그린다. 버스 안에 탄
사람 전부 보이도록 표현하거나, 건물 벽을 통해 내부에 있는 사람이나 사
물을 모두 그리는 등의 특징을 보인다.

④ 과장적 표현

아동은 자신이 좋아하는 것 또는 강한 인상을 받았거나 중요하다고 생각

되는 것, 아주 갖고 싶은 것 등을 크게 확대하여 그리고, 그 외에 것들은 작게 그리거나 생략하는 경우도 있다.

⑤ 자기중심적 표현

시각적 원근감이나 비례, 균형이 고려되기보다는 중요하다고 생각되는 자신을 크게 그리거나 강조된 표현이 흔히 관찰된다.

⑥ 기저선 표현

유, 아동은 입체감이나 공간 개념이 없으며 수평공간만을 의식하기 때문에 기저선을 그어 땅과 하늘로 구분하는 독특한 공간개념의 표현을 한다.

⑦ 동시성 표현

전개도식 표현으로 아동은 대상을 한눈에 볼 수 있는 안목이 부족하기 때문에 한쪽을 그리고 난 다음에 다른 쪽은 도화지를 돌려 가며 그림을 그린다. 예를 들어 의자를 그렸는데 사방으로 다리를 그리거나 식탁의 사람들이 둘러앉은 모습을 누워 있는 것처럼 그려놓는 등의 표현이다. 이러한 것은 평면과 입체의 구별이 불확실하며 자신이 보는 시점을 기준으로 그리기 때문에 나타난다.

⑧ 연속성의 표현

이야기의 연속성과 시간의 흐름을 한 화면에 동시에 표현하는 것으로 과거, 현재, 미래의 시간이 모두 포함되거나 해와 달, 별이 공존하는 표현이다.

⑨ 반복적 표현

아동들은 같은 모양이 여러 번 반복되는 것을 좋아한다. 같은 형상을 반복하여 그리는 것은 많이 있는 것을 좋아하는 욕구의 표현으로 볼 수 있다. 그러나 지나친 경우 상상력의 부족이나 정서적 억압상태에서 사고가 굳어 있는 경향으로 의심해 볼 필요가 있다.

⑩ 미분화적 표현

여러 가지 사물을 관련짓거나 구분하는 능력이 미숙할 때, 아동은 꽃을 들고 있는 손과 꽃이 따로따로 그려지거나 말 탄 사람을 그릴 때 말 위에 사람이 붕 떠 있는 것과 같이 그린다. 이러한 현상은 대상을 구체적으로 표현하는 능력 및 사물과 사물 간의 관계가 구분되는 구성력이 발달되지 않았기 때문에 나타난다. 이와 같은 표현은 보통 5~6세에 나타나는데 이 시기를 지나도 계속될 때가 있다. 그러므로 이 시기에는 공간 구조적인 제작활동의 경험을 갖도록 배려해야 한다.

(3) 아동의 미술표현 발달에 관해 아이너스가 제시한 18가지 일반적인 특징
① 어린이 미술에서 발견되는 특성은 어린이의 나이에 따라 변한다.
② 어린이 미술에서 복잡성의 정도는 어린이가 성숙함에 따라 증가한다.
③ 어린이가 성숙함에 따라 전체적인 구성력에 대한 감각이 향상된다.
④ 어린이들은 평면표현에서나 입체표현에서 자신들에게 의미 있는 형태를 과장하는 경향이 있다.
⑤ 4~8살의 어린이들은 상징성이 강한 표현을 주로 하며, 점차 사실적인 표현에 관심을 갖게 된다.

⑥ 유치원 어린이의 난화는 근육운동과 그런 활동에서 비롯된 시각적 만족에 의해 동기를 부여받는다.

⑦ 어린이들이 표현해 낼 수 있는 형태의 양식은 나이와 관련이 깊다.

⑧ 어린이 그림에 나타나는 분화의 정도는 그들의 개념성숙과 관련되어 있다.

⑨ 어린이의 선그림(drawing)과 색그림(painting)은 서로 다른 의도에 의한 것이다. 선으로 그린 그림은 생각을 표현하기 위한 것이고, 색채로 그린 그림은 느낌의 표현이다.

⑩ 어린이가 사용하는 형태, 색채, 구성은 그들의 성격과 사회적 발달과 관련되어 있다.

⑪ 서로 다른 문화 속에 살더라도 어린이, 특히 유아들이 창조하는 시각 형태는 매우 유사하다.

⑫ 학령기 어린이에게 있어서 가장 일반적인 주제는 인물이다.

⑬ 아이들은 그림을 그릴 때, 모델이나 정물이 바로 앞에 있더라도 무시하고 표현하는 경향이 강하다.

⑭ 그림을 그리는 능력은 청소년기에 정체되는 경향이 있다.

⑮ 유치원이나 초등학교 저학년 어린이는 형태의 배경이나 구성을 거의 생각하지 않고 오직 그려진 형태에만 집중한다.

⑯ 미술표현의 기능 면에서 의미 있는 성적차이는 발견되지 않는다.

⑰ 어린이는 시각적으로 분명한 형태를 선호하며 그들의 성장 단계 및 발달 단계와 관련된 것을 좋아한다.

4. 아동 집단미술치료의 필요성

미술치료(Art Therapy)란 미술(Art)과 치료(Therapy)가 결합된 학문으로 언어로 표현하기 어려운 감정이나 경험들을 시각적 언어인 미술활동을 통해 표현할 수 있도록 한다.

따라서 미술치료는 언어발달이 미숙한 아동들에게 유용한 치료방법 중 하나이다.

비언어적 방법으로 방어와 저항을 약화시켜 감정표현을 원활히 할 수 있도록 돕는 것이다. 또한 미술활동의 과정에서 행위 자체로 얻어지는 자연치유적인 정화 효과와 창조적 에너지의 발산 효과가 있으며 결과적으로 지지와 수용을 통해 아동의 긍정적인 심리 발달에 중요한 영향을 줄 수 있다.

대부분의 인간은 가정이라는 가장 작은 단위의 집단에서부터 학교, 지역사회로 인간관계영역을 넓혀 나가며 다양한 사회집단에 속하게 된다. 따라서 인간은 집단에서 일어나는 복잡한 상호작용을 제외하고 논의되기 어려운 사회적 존재이다. 요즘 아동들은 가족 간의 교류와 소통이 적어지고, 일상생활에서의 직접적인 인간관계가 아닌 사이버상의 간접적인 인간관계를 맺는 등 개인적이고 고립된 혼자만의 문화를 겪게 되어 가정 내의 문제뿐 아니라 여러 집단 내에서 문제를 일으키게 된다. 이로 인해 아동의 여러 가지 정서적 문제가 야기되고 있으며 사회성이 결여된 채로 청소년기와 성인기를 지나면서 사회생활 부적응으로 나타날 수 있는 문제들을 안고 있다.

그림은 언어를 대신해 아동의 감정과 생각을 자유롭게 표현할 수 있도록 도와주며, 특히 집단 내에서의 미술활동은 즐거움을 공유하여 긍정적인 상호작용을 하게 한다. 또한 집단활동을 통해 정서적 유대감과 소속감을 경험하고, 사회성 기술을 향상시킬 수 있는 기회가 제공되므로 정서문제를 지난 아동 및 비정상발달 아동 등 정상아동을 포함한 모든 아동이 독립해 나가는 과정에서 겪는 문제들을 해결하는 데 집단미술치료는 효과적인 방법이 될 수 있다.

5. 아동 집단미술치료의 장점

미술치료는 대상의 구성에 따라 개인치료와 집단치료로 나누어진다. 집단미술치료는 집단상담과 미술치료기법을 함께 사용하는 것이다. 집단미술치료에서의 집단은 일반적으로 개인들의 단순한 집합체가 아니라 상호작용을 통해 변화를 추구하는 역동적인 집단이다. 집단미술치료는 이러한 집단구성원들로 하여금 그림을 매체로 내면에 있는 감정을 자유롭게 표출하는 동시에 갈등을 재경험하고, 자기인식과 수용하는 과정에서 자기통찰 및 자발성을 향상시키고 사회참여 능력을 높이며, 보다 생산적인 인간관계를 유지하게 하는 등 일련의 대인관계 기술을 습득하는 과정이다(김동연, 이성희, 1997). 1950년대부터 아동을 대상으로 하는 집단치료가 이루어졌고 현재까지 많은 연구가 진행되며 성장 발전하고 있다. 아동에게 있어 집단미술치료는 아래와 같은 장점을 가지고 있다.

① 사회학습의 상당 부분이 집단에서 이루어진다.
② 유사한 욕구를 가진 아동들이 모여 상호 지지를 제공하고 문제해결에 도움을 줄 수 있다.

③ 집단구성원에게 서로 피드백을 줄 수 있다.

④ 새로운 역할 모델링을 제공한다.

⑤ 집단은 잠재된 기지와 능력을 발휘하기 위한 촉매역할을 한다.

⑥ 집단의 특성으로 인해 어떤 개인에게는 개인치료보다 집단치료가 더욱 적합하다.

⑦ 집단은 권한과 책임을 함께 나누는 민주주의 방식이다.

⑧ 일부 치료사나 내담자는 집단작업에 만족을 느낀다.

⑨ 동시에 다수의 아동에게 영향을 줄 수 있어서 경제적이다(최외선 외, 2007. 백중열. 2008 재인용).

6. 아동 집단미술치료 프로그램의 실제

1) 구성

집단원은 서로 상호작용을 일으키기에 충분한 인원으로 최소 2명에서 10명 정도로 제한한다. 아동이 아주 어리거나 장애아동, 산만한 아동과 같이 행동통제가 어려운 경우는 보조진행자(치료사)가 필요하다. 집단구성원의 구성은 자발적으로 참여하는 경우가 좋으며 동질집단으로 구성될 경우 공감대 형성이 쉽다는 장점이 있다. 아동은 또래집단이 자신을 탐색하는 것이 좀 더 편하고, 의지할 수 있으며, 안전하게 느껴진다고 한다.(Rubin; 이정숙 역, 2009). 집단미술치료는 집단구성원들이 선택할 수 있는 자유를 허락하는 비구조화된 미술치료와 치료자가 방향을 제시하거나 제공하는 구조화된 방법으로 나넌다. 치료기간이 단기적이거나 집단구성원들의 자아능력이 미성숙할 때, 또는 집단 초기에 이후의 작업을 위하여 규칙을 정해야 할 때 구조화된 방법이 주로 쓰인다. 그러나 둘 중 하나의 방법만을 사용하기보다는 상황이나 집단의 목적에 맞게 비구조화된 방법과 구조화된 방법을 함께 사용하는 것이 효율적이다.

2) 환경

집단미술치료의 진행을 원활히 할 수 있는 환경적 조건으로 고려되어야 할 사항은 미술활동을 하기에 외부로부터 방해받지 않는 공간, 방을 더럽힐 수 있는 자유, 물로 닦아낼 수 있는 바닥, 집단작업실, 집단구성원이 함께 미술활동을 하고 작품을 공유하고 토론할 수 있는 여유 있는 공간의 확보, 가구를 이용한 변화주기, 눈높이에 맞는 세팅, 미술도구들을 놓거나 보관할 수 있는 창고, 작품을 보관할 장소 등이 있다(Herriet Wadeson; 장연집 역, 2008). 특히 집단구성원들 간의 물리적 간격(거리)이 미술활동 및 토론에 영향을 미칠 수 있으므로 여유 있는 공간 확보는 주의 깊게 고려되어야 한다. 또 프로그램이 끝난 후 집단구성원들이 다 함께 작품을 감상할 수 있도록 이젤이나 게시판 등을 준비하는 것도 필요하다.

3) 재료

아동은 스스로 자신에게 맞는 재료를 판단하고 요구하는 능력이 미숙하므로 치료사가 판단하여 제시하는 것이 더 나은 방법이다. 아동에게 재료는 흥미를 유발시키고, 감수성을 강화할 수 있으며 자신의 느낌, 생각, 아이디어와 의도를 표현할 수 있는 매개체가 된다. 따라서 아동의 발달 수준에 맞추어 흥미와 요구, 위생 및 안전성, 그리고 다양성이 고려되어야 한다.

4) 프로그램

아동 집단미술치료 프로그램은 초기, 중기, 후기(종결)의 단계로 구성되며 매 회기마다 도입, 활동, 토론의 순서로 진행된다.

① 초기
초기 단계는 자신의 감정을 인식하고 표현하는 것에 익숙해지도록 하기 위해 개인 작업을 통해 자신을 탐색하고, 표현력 향상을 도모할 수 있도록 구성한다. 더불어 타인의 작품을 감상하면서 타인에 대한 이해를 높이고, 집단원 간의 친밀감 형성을 목표로 한다.

② 중기
중기 단계에는 공동 작업을 통해 대인관계에서 원활한 감정 표현 및 자기조절 능력을 향상시킬 수 있도록 한다. 또한 개별, 공동 작업으로 역동적인 상호작용 속에서 자기와 타인을 인식하고, 문제해결 능력을 키우는 동시에 서로를 이해하며 인정할 수 있도록 구성한다.

③ 후기(종결)
종결 단계는 아동이 집단 안에서 긍정적인 자아상을 정립하여 원활한 대인관계를 지속, 유지할 수 있도록 구성한다. 정서적 지지와 격려를 통해 인간 관계에 대한 신뢰감 형성을 돕는다.

5) 아동 집단미술치료 프로그램

① 이름 꾸미기

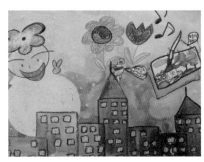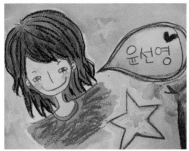

재료: 도화지 또는 색상지, 크레파스, 색연필, 사인펜 등

진행방법: 치료자가 프로그램을 설명한다.아동의 이름이나 별명, 애칭을 활용하여 도화지에 꾸미도록 한다.연상되는 이미지나 관련 있는 이미지를 표현할 수 있도록 유도한다.완성된 작품을 함께 감상하며 자기소개를 하고 서로에 대해 질문하는 시간을 갖는다.

기대효과: 자기소개의 기회를 가질 수 있고, 자연스럽게 서로를 알아 가도록 한다. 흥미를 유발하여 신체적, 정서적 이완을 돕는다.

응용: 화지 크기의 변화를 주어 '명함 꾸미기', 또는 하드 보드지나 우드락을 이용해 책상에 세울 수 있는 '미래의 이름패 꾸미기'로 응용 표현할 수 있다.

② 친구의 얼굴 그리기

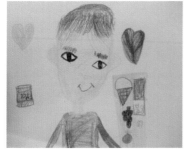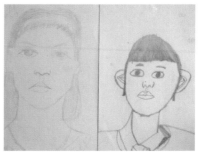

재료: 도화지, 연필, 지우개, 색연필 등

진행방법: 짝을 지어 서로를 관찰하는 시간을 갖는다.서로의 닮은 점, 다른 점, 특징 등을 찾으며 자세하고 꼼꼼하게 관찰하여 그린다.작품을 완성한 뒤, 느낀 점을 이야기한다.

기대효과: 타인을 인식하고 자연스럽게 친밀감이 향상될 수 있도록 한다. 자신과 타인에 대한 존중감을 향상시킨다.

③ 신문지 찢기

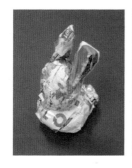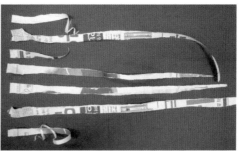

재료: 신문지, 가위, 풀, 테이프 등

진행방법: 다 함께 모여 앉아 신문지를 구기고 찢어 보는 등 충분히 탐색

할 시간을 제공한다.신문지를 한 장씩 나눠 주고, 빙글빙글 돌려
가며 끊기지 않게 길게 찢도록 한다.누가 더 길게 찢었는지 재 보
는 시간을 가진다.한데 모아 자유롭게 놀이한 뒤, 정리하며 마음
을 가라앉히고 마무리한다.

기대효과: 순간에 집중할 수 있고, 억제된 감정이 표출될 수 있다.함께하는
놀이를 통해 방어를 감소시키고 긴장을 이완시킨다.

응용: 연상되는 것을 떠올려 신체에 두르고 놀이를 한다(예: 목걸이, 팔찌,
기차놀이).

중기 단계는 공동 작업을 통해 대인관계에서 원활한 감정표현 및 자기조절
능력을 향상시킬 수 있도록 한다. 또한 개별, 공동 작업으로 역동적인 상호작
용 속에서 자기와 타인을 인식하고, 문제해결 능력을 키우는 동시에 서로를 이
해하며 인정할 수 있도록 구성한다.

④ 돌려 그리기

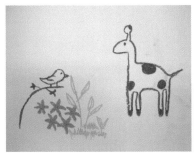 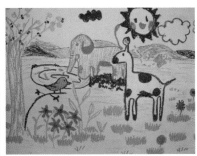

재료: 도화지, 크레파스
진행방법: 각자 원하는 색상의 크레파스를 한 가지씩 고르게 한다.5분 정

도 그림을 그리고, 옆 사람에게 그림을 전해 준다.다시 5분 정도 그림을 덧붙여 그리거나 꾸며 준 뒤 옆 사람에게 전해 준다.자신의 그림이 다시 돌아오면 그림을 마무리한다.돌아가며 그림을 설명하고 마음에 드는 점과 아쉬운 점을 토론한다.

기대효과: 집단원 간의 상호작용 안에서 개인이 어떻게 반응하는지 관찰할 수 있다.서로에 대한 이해 및 존중감을 향상시키며 친밀감을 형성한다.

⑤ 가면 만들기

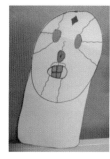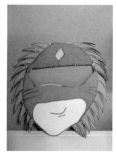

재료: 두꺼운 도화지, 가위, 매직, 고무줄 등

진행방법: 가면이 가진 의미를 생각하고 이야기하는 시간을 가진다.자신을 잘 표현할 수 있는 이미지의 가면을 디자인하고 제작한다.꾸며진 가면을 오려서 직접 쓰고 집단원들과 역할극을 해 본다.가면을 벗고 이야기를 나눈다.

기대효과: 잠재된 자신의 내면을 인식하고 표출할 수 있는 기회가 된다.창의적인 표현력 향상을 돕는다.

응용: '되고 싶은 모습'이나 '숨겨진 나의 모습'을 형상화하여 만들어 볼 수

있도록 한다. 직접적인 내면표출이 가능하다.

⑥ 주고받으며 그리기

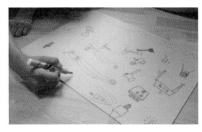 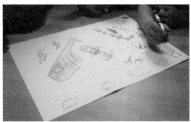

재료: 2절 도화지, 크레파스, 색연필 등

진행방법: 짝을 이루어 한 종이에 그림을 그리도록 한다.5분씩 번갈아 가
며 그리며 대화를 일체 하지 않도록 한다.그림이 마무리 되면 대
화를 나누어 의견을 조율하는 시간을 가진다.다시 한 장의 종
이를 준 뒤 5분씩 번갈아 가며 그린다.두 번째 그림을 그릴 때는
대화를 나누며 상의해서 그릴 수 있도록 한다.첫 번째 그림과 두
번째 그림을 비교해 보며 다 함께 이야기를 나눈다.

기대효과: 집단의 협력성 인식을 목표로 하며 적응력을 향상시킨다. 집중력
을 향상시킬 수 있다.

⑦ 버리고 싶은 것

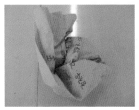 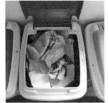

재료: 도화지, 크레파스, 가위, 서류봉투, 쓰레기통

진행방법: 자신의 버리고 싶은 부분이나 자신을 괴롭거나 슬프게 만드는 것에 대해 이야기한다. 구체적인 대상 또는 추상적인 이미지를 각자 도화지에 그린다. 그림 위에 낙서를 하거나 종이를 찢거나 오려내어 서류봉투에 모두 모아 담는다. 집단원 모두가 의식의 형태로 봉투를 두들기거나 구긴다. 쓰레기통에 버리는 것으로 활동을 마치고 소감을 나눈다.

기대효과: 안 좋은 감정 및 갈등해소를 통해 정서안정을 도모한다. 자신을 돌아보는 시간으로 자기통찰의 기회를 가진다. 공감대 형성을 통해 긍정적인 지지를 얻고 집단의 결속력이 강화된다.

⑧ 섬그림 연결하기

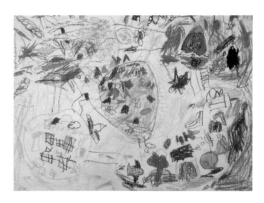

재료: 전지, 크레파스, 색연필 등

진행방법: 집단원들끼리 팀을 구성하여 둘러앉는다. 종이의 가장자리에 각자 자신의 섬을 하나씩 그리고 꾸민다. 주변 섬들과 어떻게 연결할지 상의하며 다리를 놓거나 이동수단을 그린다. 배경을 함께

꾸미고 마무리한다.

기대효과: 자신과 타인의 관계인식을 돕고 협동심을 기를 수 있도록 한다.대인관계기술을 향상시킨다.

응용: 치료자가 개입하여 다리를 끊거나 장애물을 놓아 문제 발생 시 대처 능력을 볼 수도 있다.

⑨ 나누어 그리기

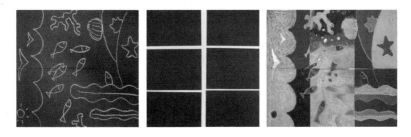

재료: 검정 도화지 또는 사포, 크레파스, 테이프

진행방법: 집단원에 수에 맞춰 화지를 연결하여 치료사가 밑그림을 그려 준다.밑그림을 모르도록 뒤집어서 순서대로 숫자를 쓴 뒤 한 장씩 떼어 나누어 준다.각자 개성 있게 작품을 꾸미는 시간을 갖는다.다 그린 그림을 한데 모아 순서대로 맞춰 원래의 그림으로 만든다.완성된 작품을 감상하며 느낀 점을 나눈다.

기대효과: 궁금증과 호기심을 자극하며 집중할 수 있도록 한다.맞춰 나가는 과정에서 협동심을 기르고 집단의 한 구성원으로서의 존재를 인식한다.종결 단계는 아동이 집단 안에서 긍정적인 자아상을 정립하여 원활한 대인관계를 지속, 유지할 수 있도록 구성한다. 정서적 지지와 격려를 통해 인간관계에 대한 신뢰감 형성을 돕는다.

⑩ 신체 본뜨기

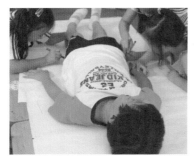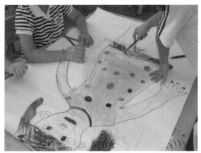

재료: 전지, 크레파스, 색연필, 물감, 색종이, 가위, 풀 등

진행방법: 짝을 지어 서로 번갈아 종이 위에 누워 상대방의 외곽선을 따라 그려 준다.그림 위에 그림의 주인공에게 필요하다고 생각되는 것을 서로 꾸며 나타내 준다.완성된 작품을 감상하며 의견을 나눈다.

기대효과: 서로의 신체를 본떠 주고 서로에게 필요한 것을 생각하며 그려 주는 과정에서 상호작용이 향상된다.자신 및 타인을 깊게 통찰하고 존중하는 마음이 생긴다.

⑪ 미래의 내 모습

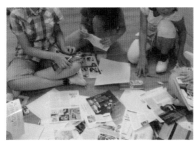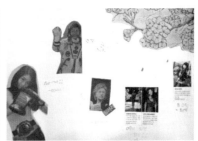

재료: 도화지, 잡지, 가위, 풀, 색연필, 사인펜 등

진행방법: 둘러앉아 다양한 잡지를 나눠 보며 각자 마음에 드는 이미지를 고른다. 자신의 미래 모습을 생각하며 꾸민다. 완성된 작품을 감상하며 발표하는 시간을 갖는다.

기대효과: 긍정적인 자아상 확립을 돕고 책임감과 자신감을 향상시킨다. 미래에 대한 주체적인 자기표현 능력을 기른다.

⑫ 파티 상 차리기

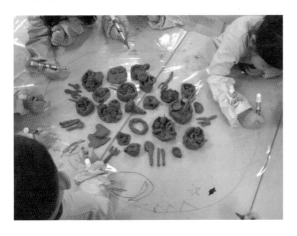

재료: 찰흙, 비닐, 매직, 파티용품 등

진행방법: 바닥에 비닐을 깔아 놓는다. 찰흙을 반죽하며 무엇을 만들지 생각한다. 각자 요리나 그릇을 만들어 상차림을 준비한다. 작품을 한데 모으고 매직으로 주변에 상을 그리거나 꾸며 준다. 파티형식으로 진행하고 그동안 겪었던 느낌들을 이야기 나누며 종결한다.

기대효과: 다 함께 한 상을 차리며 협동심 및 대인관계능력이 향상된다. 자신 및 집단의 변화를 인식하며 만족감과 성취감을 향상시킨다.

PART 04

특수아동을 위한 집단미술치료

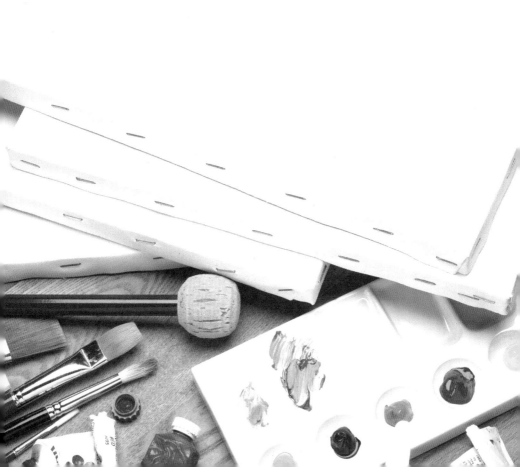

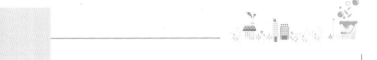

특수아동을 위한 집단미술치료

1. 특수아동의 정의

1) 특수아동과 발달장애아동의 개념

특수아동이란 정신적, 신체적, 사회적 능력이나 한계 때문에 특수한 형태의 교육과 사회적 경험, 또는 처우를 필요로 하는 아동들을 지칭한다. 일반아동에 비해 지적, 신체적으로 어떤 장애가 있는 경우로 해석한다면 특수아동은 심신 장애인에 국한된다. 그러나 '그 특성에 있어서 일반아동과 거리가 멀기 때문에 능력을 최고로 발휘시키는 데 특별한 대우나 훈련을 요하는 아동'으로 받아들인다면, 심신장애인뿐만 아니라 지적으로 특출한 영재아동까지 널리 포함하게 된다. 장애아와 영재는 상반되는 특성을 가지고 있지만 둘 다 정상의 기준에서 벗어나고 있음은 다를 바가 없다.

이들의 잠재력을 발휘하기 위해서는 일반교육이 아닌 이들의 특성을 고려한 특수한 교육이 필요하다. 다시 말해 정상과 비교하여 어떤 특성이 어느 정도의 차이를 가지고 있는지를 파악하여 그들의 능력을 최대한 발휘할 수 있는 기회를 제공해 주어야 한다.

미국에서는 특수교육을 정신적·정서적·신체적 장애아동 또는 지적 우수아동에 대한 교육으로 정의하고, 평균적 아동에 대한 통상의 학교 프로그램보다 특별한 교재, 교육기술, 교사 등에 의하여 더 많은 성과가 기대되는 아동을 특수교육 대상 아동으로 보고 있다. 그러나 우리나라에서는 보편적으로 심신장애아들을 특수아동으로 정의하고, 시각장애, 청각장애, 정신지체, 지체부자유, 정서장애(자폐아포함), 언어장애, 학습장애 등을 가진 아동을 특수교육 대상자로 선정하고 있다.

우리나라는 1977년 「특수교육진흥법」을 제정하여 특수아동을 위한 특수교육에 대해 규정, 시행하고 있다. 「특수교육진흥법」 제10조를 보면 시각, 청각, 정신, 지체, 지체부자유, 정서, 언어, 학습, 심장 및 신장, 간장애 등 만성질환으로 인한 건강장애, 그리고 기타 교육인적자원부령이 정한 장애가 있는 사람 중 특수교육을 필요로 하는 사람으로 진단, 평가된 사람을 특수교육대상자로 선정하고 있다.

발달장애란 태어나는 순간부터 약 20세까지의 발달기간에 장애가 발생할 경우를 포괄적으로 지칭하는 용어이다. 이 기간 중에는 신체적 성장과 마찬가지로 정서, 인지, 운동, 사회성, 언어능력 등 발달영역 전반의 성장과 성숙이 총체적으로 이루어진다. 그러나 발달의 어느 한 영역에서 지나친 지체현상이 초래된다면 '발달지체' 혹은 '발달장애'로 간주된다.

'장애'라는 말은 단어 자체가 불편함을 포함한다. 이런 특성으로 인해 '장애'를 바라보는 사람들의 시선과 편견이 생기고 고착적인 낙인의 인상을 남길 수 있으므로 변화가 급속한 유아기에는 발달장애라는 용어 대신, 발달지체라는 용어를 사용한다.

미국에서는 장애인 교육법상 생후 만 9세 이전의 영유아가 발달상 문제가 있을 때는 발달장애(Development Disability)라는 용어 대신에 발달지체(Developmental Delay)라는 용어를 사용한다고 명시하기 위해 1997년에 과거의 법을 개정하였다. 이러한 변화는 크게 두 가지 개념으로 파악되어야 한다.

첫째, 영유아기 어린이에게 발생한 문제에 대해 '장애'라는 차별적인 개념을 적용해서는 안 된다. 둘째, 영유아기 어린이의 발달은 어떤 심각한 문제에도 발달 가능성이 열려 있으므로 이는 발달지체 현상으로 이해되어야 한다. 즉, '발달지체'란 느리게나마 발달이 계속 진전되고 있음을 의미하므로 이를 방해하는 '장애'라는 용어 사용에 신중해야 한다.

오늘날 장애는 누구나 지니고 있는 개인적 특성으로 일반화되고 있다. 어떤 한 개인을 두고 '발달장애아동' 혹은 '자폐아동'으로 구분하여 부르는 것은 특정 개인이 지닌 장애라는 특성을 잘 이해하기 위함이다. 그리고 그 특성에 맞는 지도방법과 치료방안을 적용하기 위한 목적으로 장애의 명칭이 필요한 것이다.

이전에는 발달장애라고 하면 자폐장애를 지칭하는 용어였다. 하지만 최근에는 말 그대로 발달이 지체되는 모든 질환군을 통칭하는 용어로 사용되는 추세로, 과거에는 발달장애의 범주에 들지 않았던 정신지체나 학습장애, 운동기술장애, 의사소통장애 등도 발달장애의 범주에 포함시키고 있다. 다시 말해 신체적 장애가 없음에도 불구하고 보거나 듣거나 느낀 감각들을 적절히 이해하지 못하여 사회적 관계 형성, 의사소통, 행동 등에 문제를 일으키는 뇌 장애 및 기능장애를 비롯하여 나이에 비하여 언어적 기능이나 운동기능이 미숙한 모든 증후군을 발달장애라고 할 수 있다.

우리나라의 발달장애아동 범주는 2008년 5월 26일부터 시행하고 있는 「장애인 등에 대한 특수교육법,에 명시된 특수교육 대상범위를 기준으로 할 수 있다. 특수교육법 제2장 15조에 명시된 범위는 다음과 같다.

1) 시각장애, 2) 청각장애, 3) 정신지체, 4) 지체장애, 5) 정서행동장애, 6) 자폐성장애, 7) 의사소통장애, 8) 학습장애, 9) 건강장애, 10) 발달지체, 11) 그 밖에 대통령령으로 정하는 장애

2) 특수아동(발달장애)의 임상적 특성

〈정신지체〉

18세 이전에 지능지수 100 정도의 평균지능보다 낮은 70~75 이하에 해당되며 의사소통, 자기를 돌보는 일, 가정 내 생활, 사회적 기술, 대인관계 기술, 지역사회 자원의 이용, 신변처리, 학업기능, 자기의 일, 여가시간 보내기, 건강, 안전을 지키는 등 12가지 기능에서 최소한 두 영역에 걸쳐 심각한 한계성을 드러내는 발달적, 지적 장애를 말한다.

장애의 특성

-과제를 성취하기 위한 일정기간 동안 주의집중 시간이 짧다.

-정신을 산만하게 하는 자극을 억제하는 능력에 어려움이 있다.

-처음 부분의 지시는 이해하나 마지막 부분은 거의 알아듣지 못한다.

-한 과제에서 다른 과제로 이동하는 과정에서 집중하는 능력이 부족하다.

-안과 밖, 위와 아래와 같은 단순한 개념을 잘 이해하지 못할 수도 있다.

-신변자립에 속하는 일상생활에 어려움을 느낀다.

치료사의 대처

-지시할 때는 아동의 머리를 작업방향으로 돌려 주고, 신체적, 언어적 자
극을 반복적으로 강조해 준다.

-기본개념의 이해를 위해 물체와 동작을 시범 보이고, 크기의 차이점을 보
여 줄 때는 큰 물체와 작은 물체를 함께 보여 준다.

-감각적인 차이점을 경험할 수 있도록 사포와 천처럼 거친 것과 부드러운
것을 동시에 보여 준다.

-아동이 긴장을 늦추고 미술활동에 적응할 수 있도록 손을 잡고 시범을
보인다.

-아동의 이름을 불러 주고 눈 맞춤이나 가벼운 신체접촉으로 의사소통을
한다.

-책상을 흔든다거나 치는 행동에 대해서는 아동의 어깨에 손을 얹거나 단
호하게 말한다.

-용납할 수 없는 행동을 하는 아동을 미술활동에 참여시키기 위해서는 양
자택일의 기회를 주고 긍정적 행동에 대해 칭찬해 주어야 한다.

〈정서장애〉

① 분리불안: 엄마와 같이 애착관계가 형성되어 있는 가까운 사람과 떨어
질 때 불안이 심하게 나타나는 경우이다. 보통 유치원이나 학교에 입학하
면서 처음으로 증세가 나타나는데, 학교에 갈 생각만 해도 갑자기 열이 나
거나 아프게 되며 꾀병과는 달리 진짜 괴로움을 느낀다. 불리불안이 심한
엄마의 자녀에게서 많이 발생한다.

② 선택적 함구증: 다른 상황에서는 말할 수 있음에도 어떤 특정한 사회적 상황에서 말하기를 지속적으로 거부하는 행동을 말하며, 연령이 증가함에 따라 자연히 증세가 호전된다. 대인관계 및 가족 내의 갈등이 있으며 부모 중에 심한 수줍음이나 사회공포증의 증상을 가진 경우가 많다.

③ 반응성 애착장애: 겉으로 보기에는 자폐증과 유사해 보이나 선천적인 원인이 아니라 잘못된 양육환경 속에서 후천적으로 생겨난 장애이다. 적절한 자극이나 사랑을 채워 주지 못하거나 양육자가 계속해서 바뀜으로 인해 안정된 애착관계 형성이 불가능할 때 생겨난다.

④ 배설장애: 적절하지 못한 장소에서 자신이 알거나 혹은 모르는 상태에서 일어나는 배뇨장애를 말한다. 흔한 원인으로는 동생의 죽음, 부모의 죽음, 새집으로의 이사, 아동학대, 가정불화 등이 있으며 너무 완벽한 것을 요구하거나 엄격하게 배변훈련을 시켰을 때, 또는 지나친 방임도 원인으로 알려져 있다.

⑤ 틱과 뚜렛장애: 틱 장애는 아이들이 특별한 이유 없이 자신도 모르게 얼굴이나 목, 어깨, 몸통 등의 신체 일부분을 아주 빠르게 반복적으로 움직이거나 이상한 소리를 내는 것을 말한다. 전자를 운동 틱(근육 틱), 후자를 음성 틱이라고 하는데 이 두 가지 증상이 모두 나타나면서 전체 유병기간이 1년을 넘는 것을 뚜렛장애라고 한다. 아주 가볍고 일시적인 틱은 대개 저절로 사라지지만, 주위의 관심이나 환경적인 요인, 특정한 사회적 상황과 연관되어 강화될 수도 있다. 예를 들어 가족이 틱의 증상을 오해하

고 창피를 주거나 벌을 주어 증상을 제지하려 한다면 아이는 정서적으로 불안해져 증상이 오히려 악화된다.

장애의 특성

- 분리불안이 있어 부모와 떨어지려 할 때 매우 불안해하며 복통, 두통 등의 신체적 증상이 나타난다.
- 지나치게 수줍어하고 긴장한다.
- 교사나 부모에게 반항적이고 적개심을 가지고 있으며 공격성을 보인다.
- 말을 전혀 하지 않거나 특정한 사람에게만 한다.
- 형제간의 경쟁이 심하고 협동심이 없으며 대인관계에 어려움을 느낀다.
- 물건을 부수고 파괴한다.
- 사소한 일에 불안해하고 두려워하며 기분변화가 심하다.
- 스스로 자제하지 못해 울화증을 보이거나 친구에게 배타적인 행동을 한다.

치료사의 대처

- 수업 중 산만한 행동을 하는 아동에게는 주의집중 신호를 사용하거나 이름을 불러 준다.
- 지나치게 활동적이거나 무관심한 경우 새로운 기술을 습득하게 하고 활동에 참여시켜 긴장감을 유발한다.
- 아동이 주의를 끌기 위해 과장된 과잉행동을 보이면 긍정적인 면을 강조해 주고, 지시에 따랐을 때는 칭찬해 준다.
- 치료사와 부모에게 적대적인 아동과는 비판하지 않는 분위기에서 이야기

를 나누고, 치료사나 부모는 엄격한 훈육자가 아님을 일깨워 준다.

-어느 장소에서든 아동과의 대항을 피한다.

〈행동장애〉

① 주의력 결핍 및 과잉행동장애(Attention Deficit/ Hyperactivity Disorder, ADHD)

아동기에 많이 나타나는 장애로, 주의력이 부족하여 산만하고 과다활동, 충동성을 보이는 상태를 말한다. 이러한 증상들을 치료하지 않고 방치할 경우 아동기 동안 여러 방면에서 어려움이 지속되고, 일부의 경우 청소년기와 성인기가 되어서도 증상이 남게 된다.

ADHD아동들은 자극에 선택적으로 집중하기가 어려우며 지적을 해도 잘 고쳐지지가 않는다. 따라서 선생님의 말을 듣고 있다가도 다른 소리가 나면 금방 그곳으로 시선이 옮겨 가고, 시험을 보더라도 문제를 끝까지 읽지 않고 문제를 풀다 틀리는 등 한곳에 오래 집중하는 것을 어려워한다. 또 허락 없이 자리에서 일어나고 뛰어다니며 팔다리를 끊임없이 움직이는 등 활동 수준이 높다. 생각하기 전에 행동하는 경향이 있으며 말이나 행동이 많고, 규율을 이해하고 알고 있는 경우에도 급하게 행동하려는 욕구를 자제하지 못하기도 한다. 주의력 결핍 장애는 흔히 다른 학습문제나 행동문제와 함께 나타나므로, 그중 어떤 부분이 ADHD의 기초가 되는지의 여부를 가려내는 것이 아주 중요하다. ADHD를 주의력 결핍이라고 보는 것은 잘못된 견해다. ADHD는 주의를 기울이지 못하는 장애를 가진 것이 아니라 주의력은 있지만 무엇에 주의를 기울여야 할지 모르는 선택능력의 부족이다(Barkley, 1998).

ADHD를 가진 사람은 자신의 관심사가 주변의 많은 것에 흩어져 있기 때문에 자신이 배운 것을 사용하는 데 어려움을 겪게 되지만, 미술치료는 자신이 느꼈던 감정이나 생각을 기록할 수 있게 하고 또다시 만나보게 되는 기회를 줌으로써 쉽게 관심사를 학습하도록 도와준다. 미술치료는 ADHD의 초기진단에서 환자의 시각적 평가기준을 마련해 줄 뿐만 아니라 어떤 치료법이 선택되든 상관없이 환자의 지속적 처치에서 병의 경과를 기록해 주는 한 방법이 된다. 미술치료는 특히 정신의학적 관찰, 심리검사, 개인 혹은 집단치료 그리고 교육적 지지 등과 연계되어 다중모델처치 프로그램의 부분으로 활용됨으로써 아주 큰 효과를 보게 된다(Jensen, 1999).

DSM—IV는 ADHD의 세 가지 핵심 요소인 부주의, 충동성, 과잉행동을 확인하고 부주의 우세형, 과잉행동—충동 우세형, 복합형의 세 가지 하위 유형에 대해 제시하고 있다.

부주의

부주의 혹은 주의산만은 대부분의 ADHD환자에게서 공통적으로 발견된다(Barkley, 1998).

주어진 어떤 자극이나 과제에 초점을 맞추고 집중하는 능력은 학교나 사회생활에서 성공하기 위한 기본사항이다. ADHD환자는 이 영역에서 약점을 나타내므로 비능률적이고 비성취적이 된다. 만약 아동이 주의를 기울이는 집중력이 심각하게 부족할 때는 학교나 사회에서 성공하기 힘들 것이다. 더욱이 성공할 수 없다는 것은 궁극적으로 아동의 자신감을 손상시킨다(Fagan, 1996). 부주의는 공상과 같은 다른 형태로 나타나기도 한다. 이런 유형은 대체로 조용하고 수업에는 방해가 되진 않지만, 활발한 공상으로 인한 내적 산만성 때문에 선생님 말씀에 전적으로 집중하지 못한다.

충동성

충동성(Impulsivity)이란 본질적으로 생각 없이 말하고 행동하는 것으로서 ADHD의 기본 특징 중 한 가지다. 심지어 이 장애를 가진 성인의 경우, 자신이 비현실적 업무라도 수행할 수 있을 것이라고 생각한다(Barkley, 1997).

이들은 일단 충동성과 그의 관련된 생각과 행동이 시작되면, 그것을 어떻게 멈추어야 할지 모르고 있다가 너무 늦어 버린 후에야 비로소 그 결과에 관해 깨닫는다는 것이다. 이들은 자신들의 기대치를 너무 높게 잡고 곧바로 작업에 착수하지만 곧 자신들이 그것을 쉽게 이룰 수 없다는 것을 깨닫고는 놀란다. 이런 태도는 '실패의 연결고리'를 달고 다니는 셈이다. 즉, 이들은 이런 실수에서 배우기보다는 실수를 거듭 반복한다는 것이다. 또 충동성은 거짓말과 같은 다른 문제를 야기하는데, 그 이유는 충동적 행동이란 본질적으로 결과에 대한 아무런 생각 없이 이루어지기 때문이다.

이런 경우의 치료는 한편으로는 아동(성인, 또는 환자)의 충동성, 또 한편으로는 다른 사람의 꾐에 쉽게 빠지는 것에 대해 초점을 맞추어 실행한다.

과잉행동

과잉행동이라고 여겨지는 행동에는 여러 가지가 있다. 외현적으로 나타나는 증상으로 운동 활동, 안절부절못함, 손톱 물어뜯기, 머리카락 휘감기 등의 형태가 있다. 내면적 증상으로는 불면증, 수다 떨기, 과장된 공상 또는 일반적으로 순서나 예고도 없이 끊임없이 떠오르고 밀려오는 온갖 잡념 등을 들 수 있다.

② 반항성장애

반항적이고 불복종적이며 도발적인 행동을 한다. 부모와의 논쟁에서 지거
나 자존심이 손상될 때 오히려 원하는 것을 쉽게 포기하는 자기학대적인
태도를 취한다. 자신은 잘못이 없고 다른 사람의 탓으로 모든 것을 돌리
는 경향을 보이지만 규칙을 어기거나 혹은 타인의 권리를 침해하는 반사회
적인 행동은 하지 않는다. 부모의 부적절한 훈육과 부재, 혹은 충동조절에
문제가 있는 부모 등이 주요원인으로 알려져 있다.

③ 품행장애

사회적으로 용납되지 않는 행동을 지속하는 것으로, 가정이나 가족에만
국한될 수도 있고 학교나 사회까지 확대되기도 한다. 비행을 나타낼 수도
있고, 폭력이나 공격성을 동반하기도 한다. 부모에게 반사회적 인격 장애
나 알코올 의존증이 있을 때, 가족의 사회적, 경제적 수준이 낮을 때 발생
빈도가 높다.

장애의 특성

−손발을 가만히 있지 못하고 움직이거나 몸을 비비꼰다.

−외부자극에 의해 쉽게 산만해진다.

−단체생활에서 자기 차례를 기다리지 못한다.

−과제를 수행하거나 과제를 꾸준히 하지 못한다.

−질문이 끝나기 전에 대답한다.

−다른 아이들의 놀이에 끼어들거나 방해한다.

−자기의 일이나 물건을 잘 잃어버린다.

−결과를 예측하지 않고 위험한 행동을 한다.

−다른 사람이 이야기하는 것에 귀를 기울이지 않는다.

−쉽사리 흥분하고 충동적이다.

치료사의 대처

−과잉행동을 하는 경우, 일단 아동이 활동할 수 있는 과제를 제시하고 손
 으로 만질 수 있는 재료로 관심을 유도한다.

−미술실 환경을 단순하게 구성하고, 교사와 마주 보고 눈을 맞추며 활동
 할 수 있는 좌석으로 배치한다.

−같은 이야기를 계속하거나 떠드는 경우에는 관심을 기울이지 말고, 아동
 이 조용히 할 때 칭찬해 준다. 정도가 심할 경우에는 미술활동을 계속할
 것인지, 아니면 지정된 장소에서 미술활동이 끝날 때까지 기다릴 것인지
 선택하도록 한다.

−치료사와 아동과의 규칙을 적은 종이를 보이는 것에 붙여놓고 규칙을 지
 켰을 경우와 지키지 않았을 경우 칭찬하거나 훈육한다.

〈자폐성 장애〉

자폐는 일반적으로 만 3세 이전에 발달의 전 영역에 나타나는 심각한 발달
장애로 알려져 있다. 자폐의 증상으로는 사회적 상호작용과 의사소통의 질적
결함, 반복적이고 상동적인 행동, 특정 물건이나 행동에 대한 지나친 집착 등
이 있다. 이러한 세 가지 공통적인 특성 이외에도 각 아동이 지닌 자폐성향과

정도에 따라 부차적인 임상적 특성이 나타난다.

장애의 특성

−1차적 양육관계인 부모님과도 상호작용을 하지 않는다.

−또래와 어울리지 않고 자기만의 세계에 빠져 혼자 있는 경우가 많다.

−낯선 사람에 대해 지나친 불안감을 갖는다.

−다른 사람의 감정이나, 같은 공간에 있다는 것을 의식하지 못한다.

−물건을 던지거나 부순다.

−산만한 행동을 통제하지 못하고 소리를 지른다.

−눈 맞춤이나 의사소통에 어려움이 있다.

−자기가 좋아하는 것에만 집착한다.

−몸을 앞뒤로 흔들거나 책상이나 벽에 머리를 박는 상동행동을 계속한다.

−특정한 촉감에 집착하거나 거부한다.

−활동을 할 때 자기가 정한 순서로 해야 하며, 다니던 길로만 가려고 하는
 고집이 있다.

−신경학적 문제로 인해서 혹은 관심을 끌기 위해 자해행위를 한다.

치료사의 대처

−물건을 던지는 아동에게는 물건들을 모아 쌓아 올리거나 내리는 연습을
 시켜 행위의 결과를 알도록 한다.

−같은 공간 안에 있는 다른 사람을 의식하지 못하는 경우, 아동이 좋아하
 는 매체(과자, 장난감, 소리, 그림 등)를 활용해서 다른 사람들을 인식할
 수 있도록 자극을 준다.

- 자신을 부르는 소리에 반응하지 않는 경우, 원하는 것을 얻기 위해 상대 방과 눈 맞춤을 해야 보상받도록 한다.
- 아동 자신이 원하는 것을 손가락으로 가리키도록 하여 자발적 표현을 유도한다.
- 규칙이 있고 습득한 기숙을 통하여 할 수 있는 놀이나 게임, 활동을 한다.
- 시각적 자극에 먼저 반응하는 경향이 있으므로 시각 자극이 우선하는 활동을 한다.
- 공간개념과 지각능력을 키워 주는 만들기는 시각적, 촉각적 경험을 할 수 있는 매개가 된다.
- 미술활동은 주의집중력이나 착석행동을 증진시키는 데 도움이 되며 손을 사용하는 활동은 상동행동 개선에 효과적이다.
- 악기를 두드리거나 연주를 듣는 음악활동은 아동의 심층적 내면세계를 표출할 수 있는 기회가 된다.
- 자해행위를 하는 경우 손을 주머니에 넣게 한다.

2. 특수아동의 미술치료의 목적과 치료사의 자질

1) 특수아동의 미술치료

발달적으로 정서적으로 또는 기질적으로 도움이 필요한 아동들을 대상으로 하는 미술치료는 대상아동의 정서적 안정과 신체적, 지적, 심리적 성장을 도모하여야 한다. 이러한 입장은 미술치료의 여러 가지 방법론 가운데 흔히 발달적 미술치료(Developmental Art Therapy)라고 부른다.

발달적 미술치료는 상징을 통한 승화나 카타르시스 등의 치료적 효과보다는 Freud의 성(性)심리발달, Erikson의 사회심리발달, Mahler의 대상관계이론, Piaget의 인지발달론, Kellogg와 Lowenfeld의 미술발달론 등에 기초하여 대상아동의 전반적인 기능수준에 따라 미술활동을 설정하고 발달적 욕구를 충족시킨다.

발달적 미술치료를 위한 첫 단계는 대상자에 대한 정확한 평가이다. 정서발달, 인지발달, 미술발달이 어느 정도인지 평가한다.

정서발달 정도는 가족관계, 대인관계기술, 감정인지와 표현능력, 감정 표현방법 등으로 관찰한다. 인지발달 정도는 지시에 대한 이해, 집중력의 양과 질, 상징화 능력(기억, 모방, 연상, 추론), 시지각 능력 등을 살펴본다.

미술발달 정도는 묘사력의 정도, 소근육발달, 재료의 속성에 대한 반응, 재료의 활용도(숙련도, 사용량) 등을 평가한다.

대상 아동의 생물학적 나이와 비교하여, 또는 다른 영역에 비해 발달적으로 뒤떨어지는 영역이 있는지 살펴보고 그 원인에 따라 치료계획을 세우게 된다.

2) 특수아동의 미술치료의 목적

특수아동의 미술치료의 목적은 그림을 그리게 하는 데 있지 않고, 미술활동 자체가 자기표현의 매체이며 치료적인 매체로 쓰이는 것에 초점을 둔다. 미술치료에서는 미술작품이 목적이 되지 않으며 미적인 기준을 가지고 그림 작품을 바라보거나 어떤 특정한 방향으로 작업을 하도록 유도하지 않는다

(Rubin, 1984).

즉, 아동이 미술활동을 통해서 자기 세계를 음미해 가는 과정을 치료사가 도와주자는 것이다. 따라서 치료사는 아동들의 표현을 그대로 받아들이도록 노력해야 하며 지나친 해석은 하지 않는 것이 좋다. 그러나 미술활동이 끝난 후에는 그림을 분석하고 그들의 마음의 흐름에 공감을 가지면서 그들 개인의 특수 문제, 특성 및 발달적 특성을 고려한 내적 세계를 파악하는 것이 중요하다. 그림 속에서 스트로크, 리듬과 같은 조화, 색채, 주제와 주인공 등의 요소를 고려할 수 있다.

미술치료의 초기에 특수아동은 익숙하게 그려 오던 내용의 그림을 반복하는 것이 보통인데, 이때 치료사는 수용적 태도, 즉, 그림을 평가하지 않는 태도로 아동에게 그림 그리기 및 미술활동에 대한 저항을 줄일 수 있다. 치료 장면에 대한 신뢰감을 갖게 된 아동은 자발성의 회복과 함께 변화가 적은 그림을 그리더라도 실증을 느끼지 않으며, 점차 화면에는 창조적인 의도에서 발생된 작은 변화가 다소 주저하는 듯하면서도 표현되게 된다. 작은 변화에 대한 치료사의 공감에 대한 수용적 태도는 아동의 자발성을 한층 강화하며 변화하는 자신을 그대로 표현하는 데 타인의 평가를 두려워하지 않게 된다. 즉, 아동의 독자적인 화면구성은 타인의 도움을 빌리지 않고 자기 혼자만의 힘으로 해 보려는 자기 신뢰의 감정을 나타내는 것이라고 볼 수 있다(홍수진, 2006).

발달장애아동의 미술활동은 미학적 관점에서보다 발달 과정으로서의 가치가 더 크기 때문에 완성품으로 평가하기보다는 수행과정에서 다양한 자극을 경험하게 하고 그들을 이해하고 격려하는 것에 의미를 두어야 한다. 미술활동 시 무엇보다 중요한 것은 발달장애아동들도 일반아동들에게 부여되는 미술교육과정과 동등한 활동의 기회를 주어야 한다는 것이다. 다만 활동과정을 발달장애아동의 특성에 맞게 바꾸고, 그들의 요구에 맞는 특별한 지원을 해 줄 필요가 있다. 여기에는 동일한 연령의 일반아동들이 경험하게 되는 모든 발달상의 경험을 할 수 있도록 환경을 구성하려는 노력이 필요하다.

발달장애아동은 일반아동과 크게 다르지 않다. 단지 발달장애아동이 어떤 활동을 수행하고 해결하는 능력이 조금 느릴 뿐이다. 그럼에도 많은 발달장애아동들이 획일화된 교육시스템 속에서 적절한 교육의 기회마저 잃고 있다. 이러한 사회적 영향으로 그들 대부분은 자신이 가치 있는 활동을 할 수 있다는 생각에 익숙하지 않다. 수없이 많은 경험을 통해 실패를 미리 예상하고 좌절하며 도전을 두려워하게 되고, 몇몇의 경우 어떠한 작업도 제대로 마무리하지 못하게 되기도 한다.

자존감이 필요한 발달장애아동에게 스스로 뭔가 할 수 있다는 자신감을 심어 주고, 내가 소속된 집단에 꼭 필요한 사람이며 사랑받는 사람임을 느낄 수 있도록 돕는 것이 발달장애아동 미술치료의 가장 큰 목적이다.

발달장애아동은 자신이 무엇을 해야 하는지 판단하여 실천하거나, 자발적으로 선택하여 참여하는 데 어려움을 느낀다. 미술활동은 발달장애아동이 학습 가능한 영역을 계획적으로 구성하고 자발적으로 참여하도록 유도하기에 매우 적합한 매체이다. 발달장애아동 스스로 미술활동에 흥미를 느끼고 결과물을 만들어 내는 과정을 반복하다 보면, 자기가 원하는 것이 무엇인지 생각할 수 있는 '자기–결정력'을 증진시키는 기회를 얻게 되는 것이다.

또한 심한 장애를 가진 발달장애아동의 선호도를 알아내기 어려울 경우, 다양한 감각기관을 활용하며 아동 내면이 자연스럽게 표출되는 미술활동은 매우 효과적인 수단이 된다.

미술활동이 발달장애아동에게 미치는 영향 중 가장 큰 장점은 흥미와 참여를 유도하기에 용이하다는 점이다. 목욕을 싫어하는 아이의 경우, 장난감(또는 아이가 호감을 느낄 만한 장난감)을 욕조에 넣음으로써 목욕이 즐거운 놀이로 전환될 수 있는 것처럼 미술활동은 많은 가능성을 지니고 있다.

인간의 두뇌는 여러 능력을 사용하여 통합적으로 이해할 때 가장 효율적으로 정보의 기억을 재생할 수 있다고 한다. 발달장애아동은 미술활동을 수행하는 동안 많은 정보를 익히게 된다. 예를 들면 물체의 크고 작음, 따뜻함과 차가움, 길고 짧음, 부드러움과 딱딱함, 왼쪽과 오른쪽, 위와 아래 등의 인지와 서열화의 개념을 자연스럽게 습득할 수 있으며 눈과 손의 협응력, 소근육과 대근육의 발달 등 신체의 기능적 발달과도 매우 관련이 깊은 것이다.

또한 미술활동이라는 매개체를 통하여 외부세계와 소통할 수 있기 때문이 사회성 발달에도 커다란 도움이 된다.

3) 치료사의 자질 및 역할

치료사는 발달장애아동을 관찰하고 해석한 경험이 있어야 하며, 발달 장애아동의 세계를 새로운 관점에서 이해하려는 태도를 지니고 그들과의 만남을 준비할 줄 알아야 한다.

발달장애아동은 창조적 사고보다는 수동적 사고가 발달되어 있기 때문에 미술활동 시 지나치게 창의적인 작품을 만들도록 요구하는 것은 오히려 학습에 무기력감을 줄 수 있다.

따라서 치료사가 어느 정도 아이디어를 제시하고 발달장애아동이 부분적으로 수행할 수 있는 과제를 주는 것이 좋다. 그렇게 하면 아동이 스스로 작품을 만들었다는 성취감을 느끼면서 반복되는 미술활동에 자신감과 흥미를 이끌어 낼 수 있다.

발달장애아동은 순간순간 받아들인 정보를 다시 기억하고 꺼내 쓰는 단기기억에 어려움을 느끼는 경우가 많아. 이러한 어려움은 치료사가 적합한 학습전략을 세우지 못한 것에서도 원인을 찾을 수 있다. 치료사는 발달장애아동의 단계에 맞는 과제와 반복학습의 방법을 통해 좀 더 쉽게 다가서야 한다.

또 발달장애아동은 일반아동에 비해 배우는 속도가 느리다. 그러므로 치료사가 아동의 정신연령과 생활능력을 고려한 과제를 제공하는 것이 중요하며, 반복하여 연습할 수 있는 기회를 충분히 주어야 한다. 또한 빨리하기를 재촉하거나 대신해 주기보다는 장래에는 가능하리라는 확신을 가지고 더 많이 기다려 주는 치료사의 인내심이 필요하다.

주의력이 부족하고 집중 시간이 짧아 활동에서 실패할 확률이 높은 발달장애아동에게는, 동기를 부여할 수 있는 입체적 교육활동이 절실히 요구된다. 관찰을 통해 발달장애아동의 흥미와 욕구를 파악하고 실물자료와 시청각 자료를 활용하여 아동이 감각적, 활동적으로 받아들일 수 있는 입체적인 활동이 되도록 한다.

또한 치료사는 발달장애아동의 흥미를 유지하고 집중 시간을 연장할 수 있을 만큼 재미있는 활동을 연구, 개발하여 아동의 자신감을 키워 줄 수 있어야 한다.

3. 특수아동을 위한 미술치료 프로그램

1) K-HTP검사

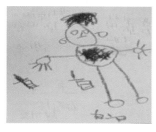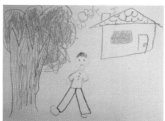

재료: 도화지, 연필, 지우개

진행방법: 도화지를 제시한 후, 집-나무-사람을 자유롭게 그리도록 한다.
완성 후 제목을 붙이고 함께 이야기 나누어 본다.

기대효과: 동적 집 나무 사람 그림 검사를 통해 자연스럽게 내담자에 대한
정보를 수집할 수 있고, 라포 형성에 도움이 된다.

2) 물고기 가족화

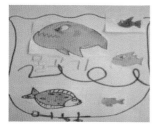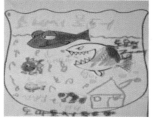

재료: 도화지, 물고기그림, 풀, 가위, 파스넷

진행방법: 도화지에 어항을 그려 준다. 준비된 물고기 그림을 보고 마음에
드는 그림을 선택하여 어항을 꾸며 준다. 물고기의 위치를 정한

후에, 남아 있는 어항의 부분을 채워 준다.

기대효과: 역동적인 가족관계를 파악하고, 가위질을 통해 소근육을 파악할
    수 있다.

3) 신체 본뜨기

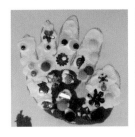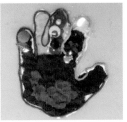

재료: 도화지, 색연필, 점토, 스팽글, 색실

진행방법: 도화지에 자신의 손을 대고 밑그림을 그려 준다. 손 그림 위에 점
    토로 채워 주고, 다른 꾸미기 재료를 통해 손을 꾸며 준다. 완성
    된 손 그림을 보며 느낌을 이야기 나눈다.

기대효과: 대·소근육 활용을 촉진시키고, 신체인식을 통한 자아를 발견할
    수 있다.

4) 도형 연상표현

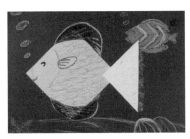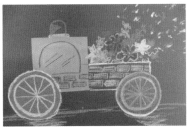

재료: 색종이, 도화지, 풀, 가위, 색연필, 매직

진행방법: 색종이를 이용하여 다양한 도형의 모습을 만든다. 마음에 드는 도형을 선택한 후, 도화지에 도형을 배치한다. 도형을 보고 연상되는 그림을 꾸며 준다.

기대효과: 대·소근육 활용을 촉진시키고, 자신감 및 창의력을 향상시킬 수 있다.

5) 종이접기

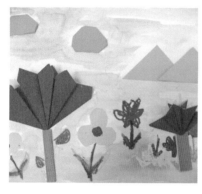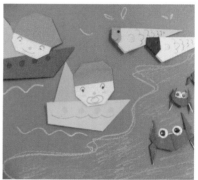

재료: 도화지, 색종이, 풀, 색연필, 매직

진행방법: 색종이로 다양한 종류의 사물이나 동물을 접는다. 원하는 위치에 색종이를 배치하고, 나머지 바탕을 꾸며 준다.

기대효과: 자유로운 표현의 느낌을 만끽할 수 있고, 소근육 운동력을 기르고 및 주의집중력을 향상시킬 수 있다.

6) 소금 수채화

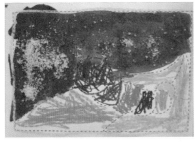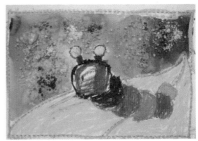

재료: 그림도화지, 물감, 붓, 물통, 소금

진행방법: 도화지에 자유롭게 그림을 그린다. 물감을 이용해 그림에 채색을
한다. 물감이 마르기 전에 그림 위에 소금을 뿌려 준다. 그림을 건
조 시킨 후, 남아 있는 소금을 털어 준다.

기대효과: 촉각을 이용한 소근육 활용을 촉진시키고, 매체에 대한 부담감
해소 및 흥미 유발에 도움이 된다.

7) 팝콘 나무

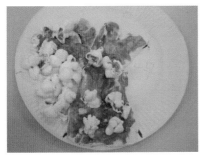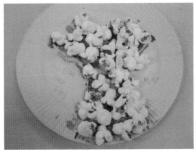

재료: 색접시, 점토, 본드, 팝콘, 매직

진행방법: 마음에 드는 색접시를 선택한다. 매직으로 색접시 위에 바탕 나무

를 그린다. 그 위에 점토로 꾸미고, 점토 위에 팝콘을 올려 나무를 완성시켜 준다.

기대효과: 촉각을 이용한 소근육 활용을 촉진시키고, 새로운 매체를 사용하여 흥미를 유발할 수 있다. 또한 완성을 통하여 성취감 및 자아존중감을 향상시킬 수 있다.

8) 데칼코마니 & 반쪽 연상하기

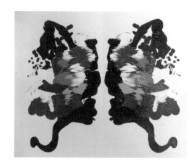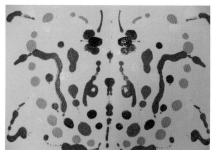

재료: 도화지, 물감, 반짝이 풀, 반쪽그림

진행방법: 도화지를 반으로 접은 다음 펼쳐 놓는다.다양한 색의 물감을 이용해 한쪽 바탕 면에 자유롭게 뿌린다. 접힌 부분을 따라 그림을 접은 후, 꽉 눌러 준다. 그림을 펼친 후, 완성된 그림을 보며 제목을 붙이고 연상되는 그림이나 느낌을 이야기한다.

기대효과: 데칼코마니를 통해 대칭의 개념을 익히고, 우연의 효과로 즐거움과 흥미를 유발한다. 또한 반쪽 그림 완성하기를 통해 인지력이 향상될 수 있다.

9) 화병 그리기

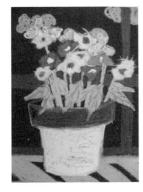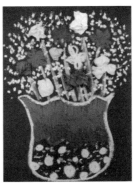

재료: 사포, 오일파스텔, 점토, 색연필

진행방법: 사포를 만져 보며 매체의 질감을 느낀다. 밝은 색 오일파스텔로
화병을 그려 준다. 색점토를 이용해 꽃잎을 꾸며 준다. 꽃과 화병
이 잘 어우러지도록 줄기를 그려 넣어 준다.

기대효과: 모양펀치를 찍으며 근육 운동을 할 수 있고, 꽃 붙이기를 통해
욕구를 표현할 수 있다. 완성 후에는 성취감을 느낄 수 있다.

10) 희망 나무

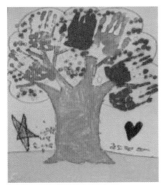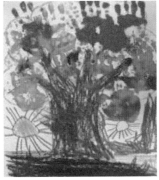

재료: 도화지, 오일파스텔, 물감, 쟁반

진행방법: 쟁반에 다양한 색의 물감을 준비해 놓는다. 도화지 중심에 큰 나무를 그리도록 하고, 채색도구를 이용해 꾸민다. 나무의 잎 부분은 손바닥을 이용해, 물감을 찍으며 꾸며 준다. 완성 후, 나무의 제목을 붙이고 느낌을 서로 이야기 나눈다.

기대효과: 나무 그림을 채색하며 자유롭게 표현하고, 손바닥 찍기를 통해 표현력 향상과 통제력을 기를 수 있다. 완성 후에는 발표를 통해 자존감을 향상시킬 수 있다.

11) 액자 만들기

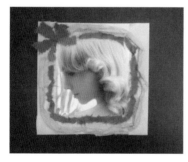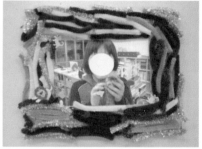

재료: 두꺼운 도화지, 사진, 색모루, 양면테이프

진행방법: 다양한 꾸미기 재료를 준비한다. 좋아하는 색지로 액자의 바탕과 틀을 만들어 준다. 액자의 틀을 다양한 꾸미기 재료를 이용하여 꾸며 준다. 액자가 완성된 후, 자신의 사진을 넣고 서로 이야기를 나누는 시간을 갖는다.

기대효과: 자아존중감이 향상되고, 자신의 모습을 인식할 수 있는 기회를 갖는다.

PART 05

청소년을 위한 집단미술치료

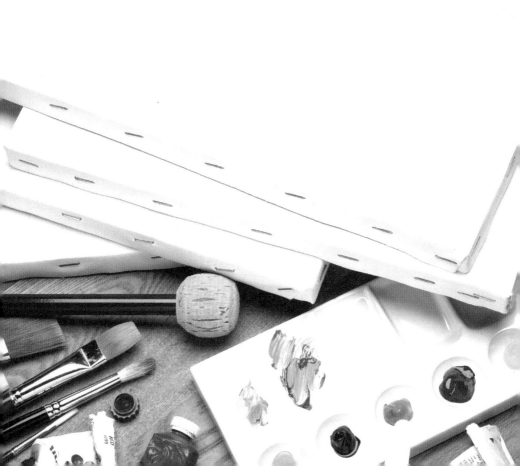

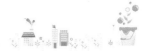

Part 05

청소년을 위한 집단미술치료

집단미술치료는 집단구성원이 복합적이고 역동적인 상호작용 과정에서 나타나는 사건이나 역동을 중심으로 진행되는 집단상담에 조형 활동을 통해서 개인의 갈등을 조정하고 자기표현과 승화작용을 통해 자아성장을 촉진할 수 있는 미술치료가 결합된 것이다. 이렇게 집단미술치료를 통해 여러 사람이 집단에 참여하게 되므로 하나의 대인관계가 형성되어 개인치료에서는 기대할 수 없었던 새로운 잠재적 효과를 거둘 수 있다(박혜경, 2005 재인용).

청소년은 부모로부터 심리적인 독립이 일어나는 시기로 가족보다는 교육관계가 중요한 대인관계로 자리 잡게 되며 친구의 영향력이 증대된다. 로웬펠드(Lowenfeld)는 청소년 시기의 다양한 미술활동은 결과물에 대하여 자유롭게 토론할 수 있는 기회를 제공한다고 하였다. 그러므로 청소년은 집단 지향적이고, 또래들과 관심사를 이야기하고자 하며, 상호 지지적이다. 성인의 영향보다 동료에 의한 변화에 더 개방적이므로 집단미술치료가 더 적합하다.

비슷한 경험을 공유한 또래집단으로부터 정서적 지원을 얻을 수 있기 때문에 현재 청소년의 심리치료에서는 집단치료를 많이 활용하고 있다.

집단미술치료는 청소년의 특성에 적합한 집단치료와 창조적 활동을 가장 잘 연결시키는 방법 중 하나로, 미술매체를 통한 내면의 감정을 표현하기 때문에 그림의 개입으로 언어적 표현을 쉽게 해 주고 잠재적 긴장이나 불안을 완화시켜 준다.

또한 집단원은 집단활동에 참여함으로써 자기 자신을 지나치게 의식하지 않는 분위기 속에서 자연스럽게 자신을 표현할 수 있다. 또한 청소년은 언어로 말하는 것보다 그림을 통해 자신의 객관화, 자기의 통합화, 동일시가 더욱 용이하며, 치료자의 지나친 개입을 최소화하고, 문제를 가진 청소년에게 자연스러운 자기표현을 존중함으로써 청소년 자기의 불안과 어려움을 투사하도록 하여 더 분명하게 자신을 표현할 수 있도록 도와준다(김선현, 2006).

1. 청소년기의 개념과 특성

1) 청소년 전기

① 청소년 전기의 개념

청소년 전기는 아동기가 끝나는 13세부터 18세까지의 시기로서 이 시기를 사춘기(puberty)라고 부른다. 대부분의 문화에서 청소년 전기는 중·고등학교 시기로서 주로 신체적 성숙과 인지적 발달을 경험하게 된다.

② 청소년 전기의 심리적 특성

ㄱ. 인지적 발달

청소년기에는 신체적인 발달과 더불어 인지적 능력, 즉 사고와 판단의 능력이 확대된다. 피아제의 발달이론에 의하면 이 시기는 형식적 조작기(formal operation)로 모든 분야가 아니라 자신이 관심을 갖는 영역에 한해서 자신의 생각을 비판적으로 고찰할 수 있고, 다른 사람의 영향력을 인정하며 자기평가와 타인의 평가를 통합할 수 있다. 그러나 자신의 감정을 과대평가하여 자신의 것만이 독특하며 어느 누구도 자신을 알아주지 못한다고 여기는 자아중심성(egocentrism)에 의해 인지발달이 방해받기도 한다.

ㄴ. 도덕과 이상의 발달
부모세대의 모순과 사회적 제도에 대한 의문을 증폭시키고 권위에 반항하는 청소년기의 특성을 표현한다.

2) 청소년 후기

① 청소년 후기의 개념
청소년 후기는 청소년 전기 이후부터 성인기 이전까지를 의미하며 대략 18세부터 22~23세까지를 말한다. 특징은 부모로부터 독립하기 시적하며 대학에 진학하거나 군 입대, 혹은 직업을 갖는다. 부모로부터 독립하면서 청소년 전기에 겪었던 부모와의 갈등이 해소되고 점차 부모와의 관계가 긍정적으로 회복된다.

② 청소년 후기의 특징
ㄱ. 정체감
에릭슨(Erikson, 1992)은 청소년기의 주요 발달과업이 자아정체감 형성이

라 하면서 이것이 제대로 형성되지 않으면 정체감 혼란이 일어날 수 있다고
하였다.

정체감 혼란은 여러 가지 형태로 나타나는데 첫째, 책임감 있는 성인으로
서의 책임을 피하기 위해 아동기로의 퇴행이 일어날 수 있다. 또 다른 위험
은 너무 빨리 정체감을 형성하는 것이다. 이는 너무 빨리 부모가 원하는 방
식대로 미래의 역할을 결정하기 때문에 좀 더 성숙한 정체감 형성의 기회를
차단해 버린다는 점에서 위험하다(Specht & Craig, 1982).

따라서 정체감을 형성하는 데 부모와의 관계가 중요한데 부모에 대한 분
노 때문에 부모의 기대와는 반대로 행동하려는 부정적 정체감을 형성하는
경우도 있다.

ㄴ. 직업선택

청소년 후기에 달성해야 할 중대한 과업 중에 하나가 직업선택이다. 직업이
나 전공 선택을 위해서는 무엇보다도 자신에 대한 올바른 이해가 우선시
되어야 한다. 자신의 성격, 적성, 능력에 대한 이해를 바탕으로 직업을 선택
해야 한다. 자신에 대한 분명한 이해는 무엇보다 자아정체감이 형성되어야
가능하다. 직업선택은 단순히 생계수단을 결정하는 것이 아니라 개인이 자
신에 대한 개념을 규정하는 과정이며, 결정된 직업에 의해서 개인을 확인하
고 판단하기 때문에 이를 직업-정체성이라고도 한다(김정남, 2000).

ㄷ. 성역할 정체감

성역할 정체감은 개인 정체감의 한 부분으로서 사회가 그 성에 적절하다고
인정하는 특성이나 태도를 동일시하는 것을 의미한다. 남성은 감정표현을

수치스러워하고, 여성에게 성적 매력을 느끼거나 이를 표현하는 데 거침이 없고 근력적인 작업을 수행하는 것에 익숙해지고, 여성은 정서적이고 관계 지향적이며 타인을 배려하며 사회적인 일보다 가사에 더 관심을 갖도록 사회화된다.

이러한 정형화된 성역할보다 자신의 개성과 능력에 맞는 역할을 융통성 있게 수행하고 이에 따라 보다 창조적인 역할을 수행하도록 하는 것이 필요하다.

DSM-IV에서는 자신의 생물학적 성에 대한 수용이 어렵고 반대의 성에 대한 강하고 지속적인 동일시를 느끼는 것을 성정체감장애(gender indentity disorder)라고 한다. 특히, 이런 장애는 주로 청소년기가 되어 자신의 신체적 변화를 받아들이지 못하고 성을 전환하거나 적절한 치료를 받고 싶어 하는 욕구로 표출된다. 이런 사회적인 고립과 배척으로 인하여 성정체감장애를 겪는 이들의 자존감이 매우 저하되고, 이를 받아들이지 못하는 부모와의 관계도 이들에게 심각한 정신적 손상을 입힌다.

〈청소년기가 중요한 이유〉

어느 문화에나 청소년기가 존재하는 것은 아니다. 문화에 따라 아동기와 성인기 사이의 과도기가 굉장히 짧거나 거의 없는 문화가 있는가 하면, 현재 한국사회처럼 긴 청소년기(청년기)를 갖는 문화도 있다. 전자의 경우에는 기술적으로 발달하지 못한 문화에서 성년식이나 사냥의식, 할례의식과 같은 통과의례(rites of passage)를 거침으로써 아동기에서 바로 성인기로 진입한다. 그러나 다양한 직업이 존재하고 고도의 기술발달이 이루어진 문화에서는 성인 사회로 들어가기 위한 긴 준비 기간을 필요로 한다. 이와 같은 문화에서는 청소년기(청년기)가 길어질 수밖에 없다. 이런 이유로 한국 사회에서의 청소년기는 성인 사회로 들어가기 위해 준비하는 단계이기 때문에 청소년기는 아동기만큼이나 중요하다.

첫째, 아동기 발달의 결과를 바탕으로 독립적인 성인으로 성장해 가는 개인의 발달 과정을 이해할 수 있다.

둘째, 청소년기는 대부분의 청소년과 청년들에 의해 공유되는 독특한 발달 과정을 갖는 인생 단계이기 때문에 자세히 연구될 필요가 있다. 이 시기 동안에 성장급등과 성적 성장, 진로선택을 위한 준비, 가족을 떠나기 등 많은 중요한 사건들이 일어난다. 이 시기 동안 바람직한 사회화가 이루어지고 성공적으로 성인기로 이동하기 위해, 청년기의 긍정적 및 부정적 발달을 확인하는 것은 중요한 일이다.

셋째, 최근에 사회문제가 되고 있는 청소년 비행이나 범죄 혹은 약물중독과 같은 일탈 행동의 원인을 밝히고 일탈 행동 경험에서의 개인차를 규명함으로써 일탈 청소년의 치료와 예방을 모색할 수 있다.

2. 집단미술치료와 청소년

1) 청소년과 집단미술치료와의 연관성

청소년기의 가장 두드러진 심리적 특성은 자아정체성의 확립과 독립의 요구에 따른 '심리적 반항' 현상이다. 이 발달 단계에서 청소년은 부모와 다른 중요한 사람에게 계속적으로 의존하고 싶으면서도 한편으로는 독립하고 싶은 욕구를 갖게 된다. 이때 청소년들은 의존과 독립의 욕구 간에 균형을 유지하고자 할 때 내적 갈등과 위기를 경험한다. 가족과의 연결과 가족으로부터의 자율이라는 적당한 거리를 유지하기 위한 갈등 사이에서 청소년은 또래집단으로부터 충고와 자원을 구한다. 불행하게도 또래집단은 충고를 구하는 다른 청소년처럼 혼란스럽기 때문에 그 충고는 도움이 되지 못한다. 그럼에도 불구하고 청소년들은 개인상담에서보다 집단상담에서 또래와 함께 상담하는 것을 더 받아들이는 경향이 있다.

이렇게 청소년은 집단 지향적이고 또래집단과 관심사를 이야기하고자 하며, 상호 지지적이고 성인의 영향보다 또래집단에 의한 대화에 더 개방적인 성향이 있으므로 집단미술치료가 더욱 적합하다. 비슷한 경험과 갈등(고민)을 공유한 또래집단으로부터 정서적 지지를 얻을 수 있기 때문에 현재 청소년의 심리치료에서는 집단치료를 많이 활용하고 있다. 집단미술치료는 청소년의 특성에 적합한 집단치료와 미술을 통한 창조적 활동을 가장 잘 연결시키는 방법으로, 미술매체를 통해 내면의 감정을 표현하기 때문에 그림의 개입으로 청소년들이 표현하기 어려운 언어적 표현을 쉽게 해 주고 잠재적 긴장이나 불안을 완화시켜 준다.

또 집단미술치료는 치료자로부터 방해를 받지 않고 청소년으로 하여금 스스로 자신의 표현에 대해 통제할 수 있도록 한다는 점이 청소년들에게 매력적으로 작용한다. 즉, 자신이 언어적으로 또는 시각적으로 표현하고 싶은 것만 작품을 통해 나타낼 수 있다. 또한 집단구성원은 집단활동에 참여함으로써 자기를 지나치게 의식하지 않는 분위기 속에서 자연스럽게 자신을 표현할 수 있다. 또한 청소년은 언어로 말하는 것보다 그림을 통해 자신의 객관화,

자기 통합화, 동일시가 더욱 용이하다. 치료자의 지나친 개입을 최소화하고 문제를 가진 청소년의 자기표현을 존중함으로써 청소년은 자신의 딜레마를 표현할 수 있고 새로운 눈으로 자신의 딜레마를 볼 수 있는 길을 발견하게 된다.

2) 청소년기의 미술표현활동

10세경의 초기 청소년들은 자신이 그림을 잘 그리지 못한다는 좌절감 때문에, 또는 다른 것에 대한 관심들로 인하여 미술을 계속하거나 만드는 것을 계속하지 않고 이전 단계의 수준에 머물러 있게 된다. 미술을 계속한 13~14세의 초기 청소년들은 원근법을 더 정확하게 효과적으로 사용하고 사실묘사의 정확성이 향상되며 주변 환경에 대한 비판적 인식이 증가하게 된다. 또 미술재료를 더 익숙하게 다룰 줄 알며 색과 디자인에 더욱 주의를 기울인다거나 추상적인 이미지를 구성하는 능력도 생기게 된다. 초기 청소년들은 자신의 상태와 자신을 둘러싼 세계의 분위기를 나타내기 위해 주의 깊게 생각하고 그림을 그린다. 그러므로 청소년들은 구성요서뿐만 아니라, 자신의 생각을 어떤 목적을 가지고 상징적으로 나타내기도 하며 자기를 표현하고 의사소통을 할 수 있게 된다.

3) 청소년 집단에 대한 미술치료적 개입

청소년 치료에서 집단적 접근은 청소년의 불만족스러운 외부 환경의 경험과 그에 따른 영향을 또래집단에서 해소하려는 욕구를 반영하기 때문에 청소년 치료 상황에서 종종 선호된다. 집단미술치료에서 청소년들은 자신이 말하고 싶은 것을 작품 안에서 시각적, 언어적으로 표현하게 된다. 미술매체를 이용한 은유적 상징의 표현들은 어른들이 함부로 해석할 수 없을 것이라는 믿음을 가지므로 자기도취적으로 맘껏 창조력을 발산할 수 있게 하며, 편안한 마음으로 즐거움을 누릴 수 잇게 한다. 또한 치료사들이 권위주의적이지 않고 편안하게 청소년들의 상황(기분이나 분위기)을 마음껏 표현할 기회를 제공하므로 주변을 신경 쓸 필요 없이 가족으로부터의 분리와 유대감을 동시에 누리면서 또래 속에서 의지하고 지지받고 충고받으며 정체감을 확립해 나간다.

이런 청소년 집단의 이점에도 불구하고 어떤 상황에서는 청소년의 집단적 접근이 더 어려울 수도 있다. 청소년기의 특성상 투사와 불안정한 심리상태와 불안에 대한 저항 때문에 치료사가 집단 초기의 청소년에게 기대를 갖고 너무 빨리 깊은 문제를 다루려고 하면 청소년은 마음을 닫아 버릴 가능성이 있다. 그러므로 치료사는 청소년이 신뢰와 확신을 가질 때까지 편안하게 기다리는 태도가 필요하다. 혼란기의 청소년이 불확실성에서 길을 탐닉하고 찾을 수 있도록 함께 탐색하며, 청소년의 비난과 투사마저도 수용하고 받아들이는 태도가 필요하다.

청소년 집단에서 지켜져야 할 기본사항 중 가장 중요한 것은 신뢰감 형성과 비밀보장이다. 첫 회기부터 비밀보장의 규칙은 설명되어야 하고, 집단 내에서의 기본사항은 출석과 시간엄수, 규칙 등에 대한 설명과 함께 청소년 스스로가 지켜야 할 조건을 결정하도록 한다.

4) 청소년기에 대한 임상미술치료 제안

① 청소년 전기에 대한 임상적 문제와 미술치료 제안

ㄱ. 정신지체(Mental Retardation)

지능을 포함한 정신기능이 전체적으로 늦어지고 실생활에 적응이 안 되는 경우이다. 유병률은 약 1% 내외이며 대개 12세 이전에 진단이 내려지고 남아가 여아보다 2배 정도 빈도가 높다. 자폐아동의 약 70%가 정신지체를 동반하게 되는데 자폐증을 동반하지 않는 경우는 사람을 보면 좋아하고 반응에 적절하게 반응한다. 지능저하에 따를 언어지연이 있으나 언어사용에 있어서는 적절하다. 정신지체는 성장발육의 초기에 영향을 미치는 여러 가지 질환과 관련된 하나의 증상으로 단일 질병은 아니므로 사례에 따라 원인, 증상, 병리가 각각 다를 수 있고 생물학적 요소와 그 원인은 다양하고 복합적이라고 할 수 있다. 지금까지 알려진 전반적인 원인은, 약 25%가 생물학적인 요인으로 보고되고 있고 나머지 75%는 심리사회적 환경요인 또는 병합으로 생각되었으나 최근 연구결과로 30~40%를 제외하고는 원인이 규명되었다. 예를 들면, 유전적 요인이 약 5%, 태아발달 초기 염색체 이상이 30%, 임신기의 영양부족이나 조산 및 미숙아 또는 출산 시의 뇌손상 등이 30%, 소아기 후천성질병이 5%를 차지하며, 환경적 영향과 정신장애가 15~20%를 차지한다.

정신지체의 주된 임상증상은 주의력 결핍, 과잉행동, 상동행동, 이식증, 자폐증상 등을 볼 수 있으며, 정서적으로 불안정하고 공격성과 분노발작도 흔히 볼 수 있다. 또 대인관계, 학업기능, 사회적 기술, 가족과 사회로부터의 거절에 대한 불안, 좌절, 분노 등에 대한 반응으로 위축되거나 안절부절

못하거나 난폭행동을 하기도 한다. 또 통찰이 부족하므로 행동결과를 예측하지 않고 파괴행동을 하며 자기멸시적인 표현을 자주 하고 자존감이 낮다. 성적발달은 일반적인 수준보다 다소 낮거나 유사하며, 교육이나 조절능력의 미숙으로 성적 탈선이나 범죄문제가 높을 수 있다.

진단은 학령기 이전에는 정신 신체적 발육상태를 평균수준과 비교하여 추정하거나 이후에는 학습능력, 성인기에는 사회적응력을 통해 평가할 수 있다.

치료에 들어가기 전에 무엇보다 선행되어야 할 것은 예방으로서 유전적 질환에 대한 이해와 환경적 요인 인식을 위한 교육과 상담이라고 볼 수 있다. 정신지체란 결국 병의 경과를 단축시키고 후유증과 사회적 제안을 최소화하는 것이라고 할 수 있다. 중요한 것은 가족과 다른 분야의 전문가들이 협조하여 전 생애에 걸친 지속적인 치료계획을 세워 최대한의 능력을 발휘할 수 있도록 돕는 것이다.

치료는 부모에게 정신지체진단을 알려 주는 것부터 시작되며, 의학적 치료, 조기교육, 증상완화, 사회기술훈련, 부모상담, 지지적 정신치료, 예방 및 재활치료가 함께 이루어져야 한다.

치료계획을 위해서는 장기목표와 단기목표를 세워 구체화해야 한다.

미술치료에서는 개별치료를 중심으로 소집단치료, 부모교육과 치료를 함께 할 수 있다. 치료에서는 교육적, 재활적 접근을 하게 된다. 개별과 집단치료에서는 색, 선, 형태, 크기, 공간, 방향, 물체 등에 대한 인식능력과 구분능력의 발달을 돕고 대근육운동을 강화시킨다. 치료방법은 단계적이고 반복적인 기법으로 집중력을 돕고, 표현력을 개발하는 등 인지 행동적 접근을 하게 된다. 또한 미술매체를 가지고 놀이를 하는 그 자체가 환경적 제한으로 오는 좌절과 분노의 분출을 위한 통로가 되어 문제행동을 감소시키고 자신감을 길러 줄 수 있다.

ㄴ. 학습장애(Learning Disorders)

정상적인 지능과 신체 상태를 가지고 있으면서도 학교공부를 따라가지 못해 좌절에 빠지고 학교 가기를 꺼리는 경우이다. DSM-IV에서는 읽기장애, 산술장애, 쓰기장애로 분류하고 있다.

학습장애에 대한 임상미술치료의 적용은 근원적인 문제해결을 돕는 치료방법이 될 수 있다. 예를 들어, 지각장애를 가졌다면 전체를 보지 못하고 어느 한 부분만을 강조하는 경우가 있게 되는데, 이때 미술재료를 선택하고, 도구를 만지고, 작업을 하는 과정의 특성이 나름대로의 순서를 가지고 있으므로 그 자체가 계열성의 문제를 돕게 되며, 시지각과 촉각을 자극하고, 그림을 그리고 색칠을 하는 등의 활동과정은 본 것과 만져 본 것에 대한 시각화에 도움을 준다. 이로 인해 의식화된 기억내용은 가정과 학교, 또래집단으로 연결되며, 보완되고 적용될 수 있다. 또한 학습장애의 또 다른 특성은 신체개념에 대해 부정적인 자기상을 가진 경우가 많은데, 이런 청소년의 경우 미술작업은 자신감과 확실한 자기상을 갖게 하며 환경에 적응할 수 있게 한다. 사실 학습장애의 경우엔 미술치료 시 집단보다는 개별작업이 더욱 효과적이다. 집단으로 할 경우에는 개별성이 고려된 작업으로 프로그램을 준비해야 한다.

ㄷ. 자폐장애(Autistic Disorder)

자폐장애는 아이가 자신 속으로 또는 자신이 창조한 환상의 세계로 철회하는 것이 특징이다. 여아보다 남아에게서 3배 이상 많이 발생하며 이 중 약 1~2% 정도만이 독립적인 생활이 가능한 것으로 보고 있다. 자폐증의 원인으로 Mahler(1975)는 자폐란 발달의 전공생단계(presymbiotic phase)에 고착되어 있다고 지적한다. 아이가 엄마와의 공생관계(symbiotic relationship)를 가질 수 없고 엄마로부터 자신을 구별하지도 못한다. 자아발달이 지연되고 아이는 의사소통을 하지 못하거나 관계를 형성하지 못한다.

DSM-IV에서는 이 장애의 요인으로 모체의 풍진, 페닐케톤뇨증, 뇌염, 뇌막염, 결정성 뇌경화증 등과 같은 생물학적 요인을 확인하였다. 가족역동이론에서는 생의 초기 상호작용 유형이 유아 자폐증의 요인으로서 아이에 대한 정서적 애착이 거의 없어 무관심하고 냉담한 어머니, 자극의 결여 및 모성박탈(maternal deprivation)이 이 장애와 중요하게 관련(Kanner, 1954)되어 있다고 지적하고 있다.

자폐장애의 임상적 행동증후군으로는 타인과의 상호작용에서 관심이나 반응이 결여되고 의사소통 및 언어발달장애, 행동장애, 제한된 활동, 특정한 사회적 관심이 특징이다.

정서가 매우 다양하여 우울감, 불안정감 및 쉽게 흥분하는 특징을 보이며, 또한 타인의 감정이 지나친 애정 감정을 갖기도 한다. 인칭대명사 사용이 안 되거나 반향언어를 보이고 괴이한 행동을 반복적으로 한다. 동일성 행동과 언어사용, 놀이에서의 상징성 사용결여, 과잉행동, 자해행위 등을 자주 한다.

아직까지 자폐증의 치료는 불가능한 것으로 간주되어 오고 있다. 그러므로 치료목표는 지연된 발달을 촉진시켜 주고 문제행동을 감소시켜 나가며 가족의 고통을 도와주는 것이며, 체계화된 특수교육과 행동수정치료가 필요하다고 한다. 최근 심리학계에서는 자폐증에 대한 관심이 모아지고 있다. 이것은 자폐증 환자를 임상적 관점에서의 대상으로서가 아닌 고통받는 인간 존재로 바라보기 때문이다. 자폐가 가진 보호적인 기능, 그것은 타고난 생존을 위한 기제라는 것을 기억해야 한다.

미술치료에서의 비언어적 표현은 통합되지 않은 자기애적 자폐경계를 허물고 감정의 표현과 정화를 가능하게 하여 세상과의 관계를 가능하게 할 것이다.

자폐장애의 주된 특성이 갖는 사회성 행동문제와 자폐적 세계를 만나는데 있어서 미술매체의 창조적 만남은 그 어떠한 다른 치료방법보다 적절하다고 본다.

자폐성의 특성과 관련하여 보았을 때 치료란, 자폐성의 특징과 관련하여 자폐적 발달상황과 단계를 접할 수 있는 유의미하고 적절한 환경이 조성되어야 한다. 또한 그 환경을 유지할 수 있는 역할이 가능해야 하고, 환경의 자극을 조절하고 적절한 사용의 동기를 유발시킬 수 있어야 하며 선택이 가능해야 한다. 점토나 찰흙, 핑거페인팅은 초기 생애의 감각적 접촉을 자극한다. 신체움직임을 통한 조형 활동은 촉각과 기본적 감각체계를 발달시켜 주며 지각과 타인과의 접근을 강화시킨다. 미술재료를 사용한 그리기 작업은 색의 차이와 섞임의 변화, 입체적 매체의 경험은 행동이나 동작을 동시에 사용하고, 자발적으로 참여하게 하며, 관계의 변화를 가능하게 하며, 관계의 변화를 가능하게 하여 실제 사회적 관계의 확대를 가능하게 한다. 언어장애를 가진 자폐의 경우 이러한 미술이 갖는 표현적 기능은 외부세계와의 의사소통 수단이 되며, 색과 형태의 표현 그 자체가 감정과 느낌을 표현하므로 성취감과 자신감을 갖게 되므로 정서적 기능으로서의 역할을 돕게 된다.

중요한 것은 치료사의 자폐특성에 대한 공감을 토대로 한 정서적 관계이며 결과보다는 과정상의 변화에 초점을 둔 자발적 참여가 우선시되어야 한다.

ㄹ. 주의력 결핍 과잉행동장애(Attention Deficit/ Hyperactivity Aisorder)
보통 3세경에 발병하며 발달 과정에서 부적절하게 나타나는 주의력 부족과 충동성의 특징이 있다. 일반아동의 3~5%에서 나타나며, 3~5배 정도의 남아에서 더욱 흔하다. 청소년기까지 지속되는 경우 약 50%는 성인기에 반사회적 인격 장애가 될 수 있다.

잠시도 가만히 있을 수 없는 ADHD의 아이들에게 미술치료는 매우 중요한 구성요소가 된다. 지나친 산만성과 충동성이 또래관계를 방해하기 때문에 이들은 일반적이지 못한 아주 엉뚱한 방향으로 특별한 관심을 나타내게 된다. 그것은 다른 사람들이 보지 못하는 것을 할 수 있고 볼 수 있는 특성을 가지고 있다는 점이 일반아동들과 다른 점이다. 미술치료에서는 다른 사람이 갖지 못하는 남다른 감각을 찾아가게 하고 못하는 것보다는 잘할 수 있는 것을 알게 하여 자신감을 갖게 하는 것이 치료의 목표가 된다.

그림은 시각적으로 자기표현의 기회를 갖게 하고 구성물을 만들어 냄으로써 표현 못 하고 이해할 수 없는 행동으로 자기방어를 하는 아이들에게 지속적인 지지와 상호연관성을 유지시켜 준다. 또한 그 결과물은 행동을 멈추게 하여 생각해 보아야 할 때 도움이 된다. 주로 사용하게 되는 방법은 일관성이 없고 산만한 특징을 고려하여 앉아서 하는 작업보다 주로 서서 움직이고 재료를 다뤄 보게 하는 것이 도움된다.

ㅁ. 틱장애(Tic Disorder)

틱이란 뚜렷한 목적 없이 갑자기 연속적으로 상동적인 근육의 움직임이나 갑자기 소리를 지르거나, 가래를 뱉으려는 듯한 소리를 내는 것으로 나타낸다. 음성틱은 대부분 일시적이지만 스트레스를 받는 상황에서는 증상이 악화되고 만성화되는 수도 있다.

특히, 뚜렛장애의 경우는 적응장애, 우울, 자살 등의 심한 정신과적 문제가 나타나는 경우도 있다. 뚜렛장애에는 약물치료(chaloperidal-80%에서 효과)가 도움이 된다. 정신치료나 행동치료는 도움이 안 되나 심한 경우 행동장애나 적응 문제 시에는 필요하다. 음성, 틱 장애의 경우에는 약물 치료를 시도할 수 있으나 항불안제는 효과가 없다. 틱 때문에 불안과 우울장애가 함께 올 수 있으므로 지지적 정신치료와 가족상담, 가족치료가 필요하다. 일과성 틱의 경우에는 극심한 경우가 아니면 약물사용을 제한하며, 가족교육과 지지치료, 행동치료도 도움이 된다. 틱의 치료는 우울, 불안, 자신감 결여 등에 대한 정서적 문제를 다루어야 하나 심리적 문제가 아닌 경우에는 심리적 관점에만 초점을 두어서는 안 되며, 약물과 행동치료가 수반되어야 한다.

미술치료에서는 이완작업과 자기관찰, 불안표출과 지지적 강화에 목표를 두고 충분히 퇴행하고 이완 가능한 매체가 선행되어야 한다. 물감과 같이 흐르는 매체와 찰흙, 소리, 동작 등을 적용하는 것이 도움이 된다.

② 청소년 후기의 임상적 문제와 임상미술치료 제안

소아기 또는 청소년기 초기에 이미 시작된 불안이나 우울이 그 당시에 해소되지 못했을 때 청소년기 중기, 후기의 문제점과 혼합하여 복잡한 형태로 변형되어 나타나는 경우가 있다. 또 청소년 중기는 주요 성인병이 시작하는 시기로서 특히, 정신분열병의 발병은 17~20세에 정점을 이룬다. 치료는 성인치료에 준하지만 청소년기의 발달 단계와 그 관제를 참작하여 정신병리인지, 발달 단계의 특성인지를 구분해야 한다. 일시적인 혼동상태의 어떤 것은 심각한 정신병리현상과 유사하여 중증장애진단이 내려질 수 있으며, 치료적 환경 또한 부모가 청소년을 강제로 치료환경에 데려오는 경우가 많아서 청소년이 치료자를 부모와 동일시하여 자신이 거부하는 성인세계의 연속으로 보게 한다. 이러한 경우엔 치료를 시작하기도 전에 실패할 수밖에 없는 요소로 작용한다고 봐도 과언이 아니다.

청소년기의 중·후기 치료는 성인의 사고와 비슷하여 정신심리치료의 본질은 같을 것이다. 그러나 이 시기의 발달적 특징은 성인과 비슷하고 소아라고 불리는 청소년 초기와는 전혀 다르므로, 치료사는 청소년의 초기심리와 발달상의 심리적인 특성과 관계적 형성의 특이성에 대한 철저한 이해와 임상경험을 필요로 한다.

또 청소년 후기의 임상미술치료는 이제까지의 경험과 성장발달을 통해 얻어진 자신에 대한 이해와 사회적 위치, 장래직업, 인생의 목적 등을 생각하고, 스스로의 생의 목적과 의미는 무엇인지에 대한 질문을 던지게 되는 시기이므로, 이에 대한 욕구를 통합해 내는 데 초점을 둔 치료방향이 기본토대가 되도록 계획되어야 하며, 청소년 후기에 발생하는 임상적 문제는 다음과 같다.

ㄱ. 불안

청소년기의 가장 흔한 정신과적 문제는 불안과 우울 등을 동반한 적응장애이다. 우리 사회의 특성상 입시병, 고3병이라고 불리는 시험 관련 불안이 많이 나타난다. 심한 경우 두통, 현기증, 식욕부진, 시력장애, 기억력 장애, 불면증, 우울, 불안 등 정서문제가 나타난다. 극단적인 경우에는 심한 불안을 동반한 다른 정신 병리로 발전되거나 학교거부, 가출, 비행, 약물, 자살 등의 원인이 되기도 한다. 정신과를 찾는 청소년 중 학교거부를 주 문제로 오는 경우가 많은데, 이 시기의 학교거부는 비교적 심각한 상태라고 보아야 한다. 학교를 거절하는 자체가 일시적일 수도 있지만, 많은 경우 심각한 정신과적 초기 또는 성인정신과정의 증상으로 나타나는 경우가 많기 때문이다.

ㄴ. 섭식장애(eating & feeding disorder)

식사행위에 현저한 문제가 있는 신경정신과적 장애이다. 섭식장애는 대표적으로 신경성과식욕증과 식욕부진증이 있다. 이것들은 서로 밀접한 관련이 있는 장애로 청소년기나 20대에 주로 시작된다. 청소년기에는 신체변화나 식사가 중요한 관심사로서 과체중 비만문제와 관련하여 나타나기도 한다. 12~20세 여성에게서 주로 일어나며 심한 경우 사망에 이르기도 한다. 최근에는 아주 깡마른 skinny한 몸매를 미(美)의 상징으로 잘못 인식하고 일부러 먹는 것을 거부하고 거식증에 걸리는 등 스스로 섭식장애를 만드는 청소년과 20대 초·중반 여성들이 늘어나 사회적으로 문제가 되고 있다. 섭식장애 환자들 중에는 모범적이고 부모로부터의 격리를 두려워하는 청소년이 많고 sexual identity의 갈등이 있거나, 신체변화와 성장에 두려움이 있는 경우가 있다.

ㄷ. 약물남용 및 의존(substance Abuse & dependence)

청소년기의 음주, 흡연, 본드나 부탄가스 흡입, 환각을 목적으로 하는 불법약물 이용은 폭발적으로 증가하는 추세이다. 본드나 부탄가스와 같은 흡입제는 정신활성작용을 하는 다양한 화학물질로 구성되어 있어서 중추신경계에 대한 억압 작용으로 자기억제력의 상실, 도취감, 어지러움, 기억상실, 집중력 결여, 혼돈, 운동실조증, 간질발작과 같은 증세를 유발하며, 신체적으로는 간, 심장, 신장 및 골수에 대한 치명적 손상을 일으켜 사망에 이르게 하는 경우도 있다.

불법약물을 사용하는 청소년들은 그렇지 않은 청소년들과 태도, 가치관, 성격 특성 면에서 다른 성향을 보인다. 특히, 학업성취의 동기가 낮고 지나치게 독립성을 강조하는 경향이 있다. 반사회적 비행행동에 연루되는 경우가 많고, 반항, 우울, 자기 비하감을 나타낸다.

ㄹ. 우울증(depression)

청소년기 우울증의 특징은 성인우울과는 달리 명확한 우울감이나 생리적 증상보다는 가면우울로 나타나는 경우가 많다. 주로 행동화, 과잉운동, 친구관계 악화, 학교 거절증, 가출, 성적의 저하, 신체증상, 분노, 공포 등으로 위장되어 나타난다. 그 원인은 부모로부터의 독립, 관계문제, 자신의 능력과 미래와 관련하는 것으로 설명될 수 있다. 이러한 문제가 정상적인 발달 과정과 함께 일시적 현상으로 나타나기도 하나 만약 우울감이 이와 같은 또는 다른 이유로 만성적으로 온다면 구체적인 치료를 받아야 할 것이다. 특히 우울로 인한 자살사고가 있다면 보호환경의 위기대처가 시급히 필요할 것이다.

ㅁ. 자살

청소년의 자살문제는 최근 심각하게 증가되고 있어서 공중정신보건 문제까지 대두되고 있다. 청소년 자살의 심리사회적 요인으로는 스트레스 환경, 즉 부모의 학대, 무관심, 혼란스러운 가정환경, 부모불화, 친구관계문제, 성적과 입시부담 등으로 감당하기 어려운 상황에 대한 방어로 나타나기도 하며, 자기처벌 또는 환경에 대한 분노, 보복심리 등으로 설명될 수 있다.

ㅂ. 정신병

청소년기는 정신분열증, 양극성장애의 발병시기로 예방과 조기발견, 조기치료가 중요하다.

ㅅ. 청소년 성(性)문제

더 이상 어린이도 아니고, 어른도 아닌 상태에서, 청소년들은 자신을 소외자라고 느끼면서 아무도 자신을 필요로 하지 않는다고 생각하게 된다. 진학 및 취업 등으로 집을 떠나 있는 경우에 극심한 고독감을 느껴서 타인, 특히 이성과의 밀착된 관계를 원하게 된다. 요즘은 사춘기의 조기발현으로 인하여 성관계를 위한 신체적 준비는 되었으나, 심리적, 사회적 준비는 아직 갖추어지지 않은 상태로 무분별하게 쏟아지는 왜곡된 성(性)정보 속에서 청소년들은 심각한 갈등을 겪고 있다. 이러한 갈등은 무분별한 성행위, 성폭력, 혼숙, 10대의 임신과 출산 그리고 성병 등의 문제로 나타난다.

ㅇ. 청소년 비행(conduct disorder)

비행이라는 것은 반사회적인 즉 법을 어기고 남에게 피해를 끼치는 행동을 말한다. 청소년이 폭력적인 행동을 보이거나 거짓말을 하는 경우, 물건을 훔치거나 가출을 하는 등의 행위를 나타낼 때, 이것을 단순하게 청소년 비행 또는 청소년기의 행동 특성의 하나로 간주하는 경우가 많다. 하지만 정신의학적으로는 다소 다른 견해로 청소년 비행은 하나의 정신의학적 질병일 가능성이 많다는 것이다.

심리적으로 자신의 불안에 대한 방어, 어린 시절의 부모자식 관계로 돌아가려는 시도로서 나타나며, 사회적 원인은 자신에게 적대적인 환경을 극복하려는 시도, 물질 만능의 사회풍조에서 배운 물질을 얻으려는 목적, 친구들 사이에서 일정한 위치를 획득하려는 동기, 처벌 위주의 학교 교육의 영향, 일관성 없는 양육과정의 결과로 보고되고 있으며 유전, 남성 호르몬의 영향, 중추신경계의 이상, 낮은 지능의 결과로 품행문제가 생기기도 한다. 다양한 치료적 접근이 요구되나 청소년 비행에서 중요한 것은 비행문제의 본질로 가족접근이 무엇보다 중요하며 비행행동 그 자체를 회복을 위한 가능성으로 볼 수 있어야 할 것이다. 이 경우엔 무엇보다 개인 심리치료, 가족치료, 환경치료 등이 필요하다.

③ 임상미술치료 제안

치료접근은 청소년이 발달적으로 이제까지의 경험과 성장발달을 통해 얻어진 자신에 대한 이해와 사회적 위치, 장래직업, 인생의 목적 등을 생각하고, 스스로의 생의 목적과 의미는 무엇인지에 대한 질문을 던지게 되는 시기이므로, 이에 대한 욕구를 통합해 내는 데 초점을 둔 치료방향이 기본토대를 둘 수 있도록 치료가 계획되어야 하며, 주된 어려움의 핵심과 함께 갈 수 있어야 할 것이다.

3. 청소년 집단미술치료 프로그램의 실제

청소년의 부정적인 자아개념이나 우울한 기분 등 심리적인 어려움을 표현하여 카타르시스 효과를 얻고 긍정적인 사고로 우울증을 감소하고 자아존중감을 향상시키고자 한다.

① 명화 따라 그리기

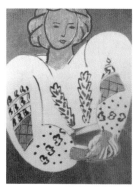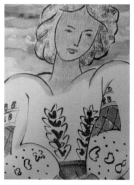

재료: 명화책, 명화드로잉, 그림도구(사인펜, 색연필, 크레파스)

진행방법: 명화책을 준비한다. 명화의 드로잉을 자유롭게 꾸며 본다.

기대효과: 긴장을 이완시키고 미술에 대한 흥미를 유발시켜 준다. 집단구

성원 간의 친밀감과 신뢰감을 형성하도록 도와준다.

② 신체 본뜨기

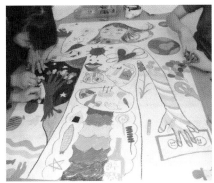 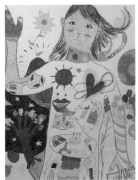

재료: 전지도화지, 가위, 풀, 그림도구(물감, 크레파스, 사인펜)

진행방법: 둘씩 짝을 지어 한 사람의 신체를 본떠 준다. 본뜰 상대의 신체
　　　　모양에 대해 자유롭게 꾸며 본다. 대인관계의 상호작용을 경험
　　　　한다.

기대효과: 타인과 함께 작업을 하면서 상호작용을 경험하고 상대방과 친
　　　　밀감을 형성할 수 있다.

③ 셀프박스(나의 모습)

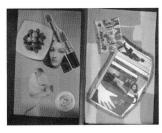 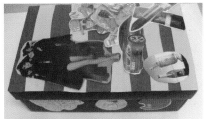

재료: 빈 상자, 잡지책, 가위, 풀, 그림도구(사인펜, 크레파스 등)

진행방법: 상자 안에 내가 생각하는 나의 모습을, 겉에는 남들이 말하는 나의 모습을 표현해 본다.

기대효과: 내면에 대한 성찰의 기회를 제공하고, 자신을 객관화시켜서 자신을 잘 인식하게 도와준다.

④ CD에 그리기(소풍)

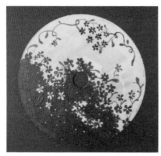 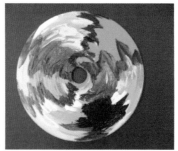

재료: CD, 아크릴물감, CD플레이어

진행방법: 음악을 들으면서 아크릴 물감으로 CD를 꾸며 본다. 소풍의 행복하고 즐거운 느낌을 표현해 본다.

기대효과: 자유로운 감정표출로 스트레스를 해소할 수 있으며, 자기표현을 통한 우울감의 감소와 긍정적인 자아상 확립을 돕는다.

⑤ 공동만다라

재료: 2절 도화지, 색종이, 그림도구(크레파스, 사인펜, 색연필, 유성 매직)

진행방법: 4, 5명씩 짝을 지어 원모양의 만다라를 만들고 각각 원하는 것을 표현해 본다.

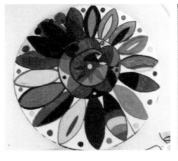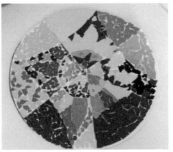

기대효과: 협동작업을 통해 성취감을 느낀다.

⑥ 나를 아껴주는 사람

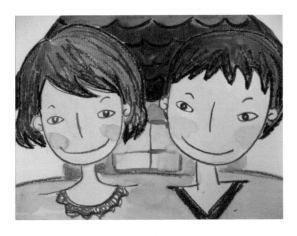

재료: 여러 가지 용지, 그림도구(크레파스, 색연필, 사인펜)

진행방법: 이제까지 만나 온 사람 중에 자신을 아껴 주는 사람을 표현하
　　　　고 그 대상에게 하고 싶은 이야기를 해 본다.

기대효과: 자신의 주변 사람들에 대해 다시 한 번 생각해 볼 기회를 갖고,
　　　　그 사람에 대한 고마움과 소중함을 느끼도록 도와준다.

⑦ 미래의 나의 모습

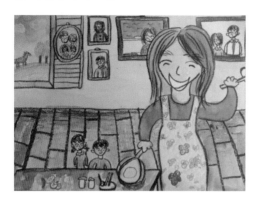

재료: 4절도화지, 잡지책, 가위, 풀, 그림도구(오일파스텔, 물감, 사인펜)

진행방법: 미래에 자신의 모습을 상상하여 자신이 되고 싶은 모습을 직접
　　　　　그려 본다.

기대효과: 삶의 목표와 방향성을 찾도록 도와주며, 긍정적인 자아존중감
　　　　　을 회복할 수 있다.

⑧ 소망새끼줄 만들기

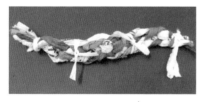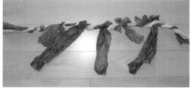

재료: 색색의 한지, 가위, 사인펜

진행방법: 손으로 한지를 비비며 새끼를 꼰 후 소망을 적은 종이를 새끼줄
　　　　　사이에 끼워 본다.

기대효과: 소망을 적은 새끼줄을 만들면서 미래에 대한 희망과 기대를 독

려할 수 있다.

⑨ 나에게 주는 선물

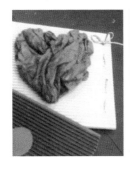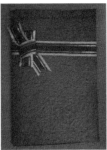

재료: 4B연필, 색종이, 가위, 장식도구, 풀 그림도구

진행방법: 다양한 꾸미기재료를 준비한다. 수고한 자신을 위해 주고 싶은
　　　　선물을 생각한 후, 꾸미기 재료를 통해 표현한다.

기대효과: 회기를 마치며 수고한 자신에게 선물을 만들어 주며 성취감을
　　　　느낀다.

⑩ 자신만의 인형 만들기

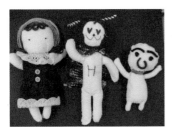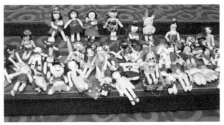

재료: 하얀 천, 솜, 가위, 글루건, 실, 바늘, 털실, 여러 종류의 천, 단추, 사
　　　인펜, 색연필, 부직포 등

진행방법: 하얀 천에 자신이 그리고 싶은 인형 모양을 그리고 두 장을 똑같이 오린다. 실과 바늘을 이용하여 두 장을 이어 준 뒤, 안을 솜으로 채운다. 각종 재료를 이용하여 자신의 인형을 꾸민다. 완성된 인형을 같이 놓고 감상한다.

기대효과: 인형을 처음부터 끝까지 만들어 가는 과정을 통하여, 성취도를 높이고, 오랫동안 집중하는 시간을 가지도록 유도하여 준다. 만들어 가는 과정 속에서 서로 도움을 주며 친밀도를 높인다.

⑪ 벽에 합동그림 그리기

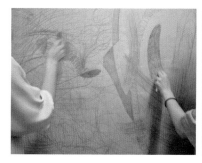 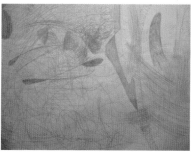

재료: 전지, 연필, 사인펜, 색연필, 물감 등

진행방법: 전지를 벽에 붙이고 3~4명이 조를 이루어 한 장의 그림을 완성한다. 재료를 각 조원이 상의하여 정하고, 결과를 의도하지 않고 마음 내키는 대로 그리도록 한다. 완성된 작품을 같이 감상하고 그리는 동안의 느낌과 완성된 작품의 느낌에 대하여 이야기해 본다.

기대효과: 큰 종이에 마음껏 표현하도록 하여 스트레스를 분출하고, 조를 이루어 한 작품을 완성하면서 겪게 되는 변화와 재미를 느끼도록 한다. 협동 작업을 통하여 친밀도를 높인다.

PART 06
정신분열증 환자를 위한 집단미술치료

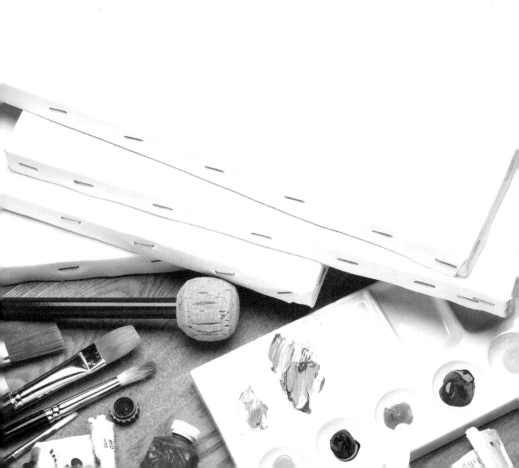

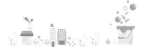

Part 06

정신분열증 환자를 위한 집단미술치료

1. 정신분열증의 정의

1) 정신분열증의 개념

정신분열증(schizophrenia_SPR)은 전체 인구의 약 1%가 앓고 있는 정신병으로서 주로 청년기에 발병하여 생산적인 활동이 가장 왕성한 시기를 무의미하게 만들어 버리는 만성적인 경과를 거치는 질환이다. 뇌에 아무런 기질적 장애 없이 사고(Thought), 정동(affect), 지각(preception)을 남기며, 그에 따라 보여 주는 증상도 다양할 뿐만 아니라, 그 원인, 경과, 치료에 대한 반응도 다양하여 하나의 증후군(syndrome)으로도 생각되고 있다. 그러나 여러 가지 서로 다른 형태로 발병이 시작되고 여러 가지 다른 사회, 생물학적 경로를 거치지만 거의 비슷한 종말상태(homogenous and state)를 보이는 임상양태도 특징적이다.

2) 정신분열증의 원인

정신분열증의 원인에 대한 학설들이 많은 만큼 어느 학설이 옳은지 구분해 줄 만한 자료는 아직도 충분하지 못한 실정이다. 따라서 정신분열증을 단일한 원인으로 오는 일개 질환으로 볼 수 없다는 생각이 지배적이다.

〈생물학적 원인〉

① 유전

유전적인 요인이 정신분열증에 있어서 중요한 원인적 역할을 하게 될 것이라는 생각에는 의심의 여지가 없다. 일반인의 이환위험률이 0.3~2.8%, 정신분열증 환자의 부모 중에는 0.2~12%, 동기간 중에는 3~14%, 부모 중 한 사람이 정신분열증일 때 그 자녀들 중에는 8~18%이며, 양친 모두 정신분열증일 때 그 자녀들의 이환위험률은 15~55%로 보고되어 있다. 한편 쌍생아 연구에서 한쪽이 정신분열증일 때 다른 한쪽에서 정신분열증이 발생할 수 있는 일치율을 살펴보면 일란성 쌍생아에서 69~86%이고 이란성 쌍생아에서는 2~17%로 나타나 있다. 그러나 Kallmann의 연구에 의하면 유전적인 요인뿐만 아니라 환경적 요인도 중요한 영향을 미치고 있음을 알 수 있다.

② 생화확적 요인

여러 생화확적 가설 중에서 메틸기이전설과 도파민 이론이 가장 지배적인 가설이다. 메틸기이전설은 많은 환각제가 메틸화합물인 점에서 출발하였다. 그 이후에 메틸기 이전을 증가시키는 Methionine의 투여가 정신분열증 환자의 증상을 악화시킨 사실이 관찰되었다.

도파민 가설은 정신분열증은 도파민 활동이 과잉상태이기 때문이라는 것으로 이 가설이 유래된 까닭은 정신 약물학의 발전에 있다. 그러나 이러한 도파민 가설도 일부 비판을 받고 있다. 항정신병 약물의 정신분열증에 대한 치료효과가 한계가 있고, 또한 그러한 약물이 정신분열증이 아닌 다른 정신병에도 효과적일 수 있기 때문이다.

③ 기타

최근 컴퓨터단층촬영이 널리 이용되면서 정신분열증 환자들의 CT상에 널리 이용되면서 나타난 경미하지만 지나쳐 버릴 수 없는 두 가지 소견이 보고되고 있다. 뇌실확대(venticular enlargement)와 Sulcal Widening이 특히 좌측 측두엽(temporal lobe)에서 관찰된다는 사실이다.

〈사회심리학적 요인〉

① 심리적 요인

신경증에 비해 정신분열증 환자의 인격은 훨씬 광범위한 정도 내지 전반적인 범위로 퇴행되어 있다. 특히 정신성발달의 단계상 제1단계인 영아기에 인격수준이 고착되어 있기 때문에 어떤 어려운 스트레스에 부딪치게 되면 쉽게 그 단계로 퇴행해 버리게 된다. 어린아이가 걸음마를 배우기 시작하면서부터 어머니로부터 떨어져 주체적인 개인화가 이루어지는데 이 발달 과정이 정신분열증의 발생에 있어 특히 중요하다는 것이다. 어머니는 아이의 욕구충족과 애정의 원천이 되지만, 아이가 결국 자신이 독립된 개체라는 점을 지각해야만 한다. 이러한 분화가 잘 이루어지지 못한 미분화 상태로 남아 있을 때 정신분열증의 위험성이 갖춰지게 된다고 본다. 이처럼 정신분열증 환자의 부모에 대한 연구는 그 대부분이 어머니를 대상으로 하고 있다. 그 결과 공격적이고 거부적이며 불안정한 어머니 밑에서 자란 아이들은 정신분열이 발생하기 쉬우며, 말과 행동이 일치하지 않는 어머니의 양육을 받고 자란 아이 또한 정신분열이 발생할 확률이 높다.

② 사회문화적인 학설

가장 중요한 변수는 사회경제적 상태(socioeconomic status)이다. 여기에서 관심을 두는 요소로는 사회계층과 이민, 스트레스로서 작용하는 문화권의 변화, 하위문화권을 들 수 있다.

③ 위험요인

최근 활발하게 연구되고 있는 발병원인에 대한 위험요인(risk factor)을 열거해 보면 다음과 같다.

-가족 중에 정신분열증 환자가 있을 경우

-난산 등의 원인으로 특히 출생 시 뇌 손상이 있을 때

-인격의 성숙이나 발달 과정 중 정상적인 과정을 벗어났을 때

-문제 있는 부모 밑에서 자랐을 경우

-혈소판 내의 MAO-B가 낮은 경우

-안구추적 운동의 이상

-Cocaine, Phencyclidine, LSD, Amphetamine과 같은 약물을 복용했을 경우이다. 그러나 이러한 위험요소들이 정신분열증 환자에게서 반드시 나타나는 것은 아니다. 정신분열증만을 일으키는 특별한 원인을 찾아내 보

려고 각 분야에 걸친 연구가 진행 중이다.

3) 정신분열증의 진단 및 유형

정신분열증은 주로 늦은 청소년기나 성인기 초기에 나타나지만 아동기나, 성인기 중·후반에 나타날 수도 있다. 그 질병의 발생빈도에 있어서는 남녀 모두 같지만, 그 증상은 남성에게서 더 일찍 나타난다. DSM-IV의 진단기준에 의하면 45세 이전에 발병하여 장애의 징후가 6개월 이상 지속되어야 하고, 한 달 동안(활성기)에 다음의 현상들 중 두 가지 이상이 나타나야만 한다. 망각, 환각, 와해된 언어, 심하게 와해된 행동이나 긴장증적 행동, 혹은 음성 증상(즉, 정서적 둔마 무논리증, 혹은 의욕상실) 등의 증상이다. 만약 망상이 기괴하거나, 계속적으로 간섭하는 것이라면 그 증상들 중 하나만 있어도 된다. 활성기 동안에 개인의 일에 대한 능력이나 사회적 관계와 자기관리 능력이 감소하고 발병 이전의 상태로 돌아오기란 거의 힘들다. 병의 활성기 이후 진단적 준거를 만족시키려면 다음에 나타난 질병의 증상 중 최소한 두 가지가 나타나야만 한다. 눈에 띄는 사회적 고립 또는 철회, 노동자, 학생 또는 주부와 같은 역할 기능에서의 뚜렷한 손상, 특이한 행동, 자신의 위생관리와 몸단장에서의 손상, 둔마되거나, 부적절한 동정(감정의 표현), 이상한 언어패턴(모호하거나 지나치게 정교하거나 말이 되지 않는 표현), 이상한 믿음이나 마술적 사고, 이상한 지각적 경험, 또는 주도성, 흥미, 활력의 결여 등의 증상이다. 이 증상들은 진단이 내려지기 전 6개월 동안 나타나야만 한다.

〈임상심리검사〉

Rorschach test, 주제통각검사(TAT), MMPI, 인물화 검사 등 성격검사, 웩슬러 지능검사 등의 심리검사소견은 이상하고 괴이한 지각반응이나 개념형성반응을 나타냄으로써 정신분열증 진단에 도움이 된다. 특히 자기 보고형 인격검사인 MMPI는 정신분열증이 의심되는 환자의 진단에 매우 유용할 수 있다.

정신분열은 다음의 다섯 가지 유형으로 분류된다.

① 긴장형(catatonic): 긴장형에서 가장 두드러진 증상은 정신 운동장애이다. 예를 들어 긴장형의 사람들은 혼미한 상태를 보이고, 환경에 대한 인식이 전혀 없다. 그들은 오랜 시간 한 자세를 유지하거나, 태아와 같은 자세로 기어가거나, 괴상한 자세로 팔을 붙잡고 있거나 끈질기게 의자에 달라붙어 있거나 하는데, 그들은 근육의 경직 때문에, 자신들의 몸을 움직이기 힘들다. 가끔은 매우 흥분하거나 초조해지기도 하지만 곧 다시 그 전의 매너리즘으로 빠지고 만다. 어떤 때는 함구증을 보이기도 한다. 이런 극적인 정신분열병은 다른 유형보다는 흔치 않다.

② 해체형(disorganized): 정신분열병은 지리멸렬한 언어와 와해된 행동을 나타낸다. 이들 환자들은 사고의 전환이 쉽게 일어난다. 보통 전환된 사고들은 연관성이 없다. 그들은 때로 슬플 때 웃는 등과 같은 부적절한 감정을 표출하기도 한다. 그들은 극단적인 사회적 손상을 보이며, 대개 아주 이상한 매너리즘을 가지고 있다.

③ 편집형(paranoid): 한 가지 주제와 관련된 체계화된 망상이나 빈번한

환각으로 특정지어진다. 편집형 환자들은 종종 매우 불안하고 화를 잘 내며 따지기를 좋아하고 폭력적이 되기 쉽다. 정신분열병과 폭력 사이에는 별 큰 관련이 있지 않음에도 불구하고 사람들은 정신분열병, 편집형으로 진단받은 환자들은 대체로 폭력을 잘 쓴다고 생각한다.

④ 감별불능형(undifferentiated): 정신증적 증상(망상, 환각 등)이 특징이지만, 다른 형들의 두드러진 특징들은 없다. 감별불능형은 입원 환자에게서 자주 발견된다.

⑤ 잔류형(residual): 잔류형의 정신분열병은 활성기(망상, 환각 등)의 증상들을 보이지는 않지만 사회적 위축이나 이상한 행동과 같은 증상들을 보이는 사람들에게 내려지는 진단이다(APA, 1994).

4) 정신분열증의 임상적 증후

〈사고장애〉

정신분열증은 비현실적인 사고내용과 조리에 맞지 않는 언어표현이 다른 어떤 장애보다도 특징적인 양상이라고 할 것이다. 비현실적인 사고내용을 망상이라고 한다. 이러한 망상 가운데는 다른 사람들에 의해 자신의 생각, 행동 등이 지배받고 있다는 조종망상, 다른 사람이 나를 괴롭히거나 내가 피해받고 있다는 피해망상과, 자기가 세상구원자이거나, 주요한 임무를 띠고 있다고 생각하는 과대망상, 자기의 생각을 다른 사람이 다 알고 있다고 생각하는 사고전파, 외계인이 자기에게 생각을 넣고 있다는 사고 투입 등의 망상을 드러낸다. 이런 망상은 정신분열장애의 고유한 특징은 아니며, 다른 장애 예컨대 조증이나 우울증 또는 망상장애에서도 망상을 드러낸다.

이러한 망상 외에 이 장애환자들은 언어표현이 조리가 없고 남이 이해할 수 없는 경우가 있다. 이를 사고형식의 장애라고 한다. 정신분열증 사고양상의 대표적인 특성이 '자폐적' 사고이다. 자폐적 사고란 생각하는 사람 자신에게만 이해가 가능한 자기중심적인 생각을 말한다. 정신분열증의 가장 뚜렷한 특징이 사고장애인 것처럼 기술하는 경우가 많으나 사고장애가 정신분열의 고유한 특성은 아니다.

〈지각과 주의장애〉

정신분열증이 현실감각을 상실하고 있다는 것은 면접을 해 보면 쉽게 알 수 있다. 이와 같은 지각의 왜곡현상을 환각이라고 하는데 이는 외부자극이 없는데도 감각적 경험을 가지게 되는 것이 특징이다. 의식이 분명한 상태에서 경험하는 경우는 정신분열증밖에 없다.

환각의 5종류
- 환청: 주위에 아무도 없는데도 사람 목소리나 어떤 소리가 들리는 것
- 환시: 주위에 불빛, 사람, 동물, 물건 등이 없는데도 그것이 눈에 보이는 것
- 환후와 환미: 어떤 냄새나 맛이 안 나는데도 불쾌한 냄새나 맛을 느끼는 것으로 보통 함께 나타남
- 환촉: 몸에 접촉되거나 자극이 가해지지 않았는데도 전기 자극을 느끼거나, 성적 쾌감을 느끼거나, 절단하여 없어진 다리 부위의 통증을 느낀다거나 하는 것을 말한다.

정신분열증 환자가 보이는 환각 중에는 환청이 가장 흔한 증상이다. 망상과 마찬가지로 환각은 다른 정신병에서 보다 흔하게 나타나기 때문에 정신병을 진단하는 데 매우 중요한 단서가 될 수 있다.

〈근육운동장애〉

정신분열증의 근육운동장애는 흔희 볼 수 있다. 환자는 이상한 얼굴표정을 짓기도 하고, 손 및 팔의 운동을 반복하기도 하는데 이것은 무의미한 것이 아니라 그 자체가 어떤 의미를 지니고 있다. 이와는 달리 긴장성 무운동의 증후를 나타내는 환자는 괴상한 몸짓을 하는데 그것이 상당한 시간 지속된다. 즉, 다리 하나를 든 채 벽에 기대고 하루 종일 서 있는 환자도 있다. 긴장형 환자의 괴상한 행동이 사지에서 흔하게 나타나는데 이를 흔희 납굴증이라고 한다.

〈정동장애〉

정신분열증 가운데는 어떤 외부 자극에도 전혀 정서적 반응을 하지 않는 사람이 있는가 하면 부적절한 정서적 반응을 하는 사람도 있다. 정신분열증의 정서는 단조로울 뿐만 아니라 정서의 표현이 적절하지 못하다. 예를 들면, 어머니가 세상을 떠났다는 이야기를 듣고 웃는 경우가 있다. 또 특별한 이유가 없이 정서가 변하는 경우가 있는데 이것이 진단에 있어서 좋은 단서가 된다. 정신분열증 환자의 증후는 일상생활의 장면에서도 흔히 찾아볼 수 있다.

5) 정신분열증의 경과 및 예후

정신분열증의 예후를 판정하는 데 도움이 되는 몇 가지 기억할 만한 요인이 있다. 예후가 좋은 경우는 발병이 급성일수록, 발병할 만한 원인적 사건이 있을 때, 발병 전에 직업상이나 성생활 면에서나 사회적으로 적응이 잘 이루어지고 있을 때, 결혼생활이 잘 영위되고 주위에 살고 있는 사람들과 대인관계가 좋아 감정적으로 따뜻하고 자연스러운 유대관계를 맺고 있었을 때, 끝으로 우울증을 함께 보이는 경우이다. 그러나 예후가 나쁜 경우로는 발병 연령이 어릴 때, 감정적인 철퇴나 무관심한 감정반응을 보일 때, 발병 후 2~3년 후에도 호전이 없을 때, 가정 내에 긴장감이 고조되어 있을 때 등이다. 퇴원 후 약물 유지요법을 잘 지키지 않는 환자는 재발하기 쉽다. 재발할수록 인격의 황폐화 위험성이 높아진다. 그러나 지능의 황폐화까지는 오지 않는 것으로 알려져 있다. 만성 정신분열증이라고 해서 치료를 포기해서는 안 된다. 장시간에 걸쳐 서서히 회복되는 경우도 있기 때문이다. 정신분열증 환자의 최종적인 결과는 완전하고 영구적인 회복에서부터 경감상태를 거쳐 안정된 만성화 및 종말상태로의 황폐화 등 다양하다.

2. 정신분열증의 치료

정신분열증의 치료는 다른 정신장애의 치료와 마찬가지로 정신치료와 약물치료 둘로 크게 나눌 수 있다. 여기서는 정신분열증 치료에서의 독특한 점 몇가지만 언급하기로 한다. 우선 치료목표부터 설정해야 한다. 치료는 가능한한 가장 신속해야 하고 그러면서도 값이 비싸지 않고 효과적이어야 한다. 바로 그 방법이 근래에는 정신약물요법이 되겠다. 그러나 환자의 인격변화를 목표로 하는 여러 가지 정신치료방법들이 있어 단독으로 혹은 약물치료와 병행해서 사용되고 있다.

1) 환경요법

환경요법이란 개인의 자아가 갈등을 일으키는 환경에 대해 병적 적응행동으로 나타나는 것을 증상으로 보고 그 환자가 소속되어 있는 치료집단의 사회심리적 현상을 과학적으로 분석하여 치료적인 방향으로 인위적 재구성을 시도하는 치료방법이다. 지금까지 권위적이고 폐쇄적인 치료모형을 민주적, 허용적 및 공동체적이며 현실직시를 강조하고 치료적 공동사회로 환자와 치료팀이 같이 참여한다. 치료팀의 구성은 정신과 전문의, 임상심리전문가, 전공의, 간호원, 미술치료사, 간호보조원 등 병실 내 근무자 모두를 포함하게 된다. 환경요법에 대한 비판도 없지 않지만, 특히 경계형 환자군과 신경증 환자에서는 치료결과가 상당히 좋은 것으로 나타났고 정신분열증 환자군에서도 진단상의 아군이나 증세의 기간에 따른 몇 가지 점만 보완 수정한다면 훌륭한 치료결과를 볼 수 있다고 한다.

2) 약물치료

정신분열증은 약물치료가 최선의 치료방법이다. 정신분열증 환자의 뇌에서 생화학적 변화가 일어나는 것이 분명한 사실이므로 많은 환자에게 적절한 약물을 투여함으로써 생화학적 변화를 교정할 수 있다. 항정신성 약물은 환자를 괴롭히는 환청이나 망상과 같은 증상을 없애 주고 대인관계나 사회생활에 보다 잘 적응하게 도와준다. 항정신병 약물은 1950년대에 **클로르프로마진**

이라는 약물이 개발된 이래 지금까지 많은 약물들이 개발되었으며 현재도 항정신병 약물의 흔한 부작용인 졸음, 입 마름, 표정의 둔화 등을 일으키지 않는 새로운 약물이 계속해서 생산되고 있다. 특히 약물치료에 잘 반응하지 않는 것으로 알려진 음성증상에도 효과가 뛰어난 약물이 계속 생산되고 있다. 약물치료에서 가장 중요한 것은 상태가 호전되더라도 계속 복용하는 것이다. 일반적으로 약물치료의 전체 기간은 적어도 1년 이상이 필요하며 만성 정신분열증은 그 이상의 치료기간이 필요하다. 그리고 항정신병 약물은 습관성이 없다. 따라서 중독에 대한 염려를 가질 필요가 없으며 실제로 항정신병 약물이야말로 가장 안전한 약물이라는 사실이 입증되고 있다. 항정신성 약물치료는 정신분열병과 같은 사고장애자 및 일부 기분장애자에게 쓰인다.

3) 사회성을 위한 정신 사회적 재활치료

정신분열증 환자 치료의 가장 궁극적인 목표는 병에서 회복되어 다시 사회생활로 복귀하도 록 돕는 것이다. 이것은 약물치료로만 되는 것이 아니다. 환자들은 병의 증상이 좋아져도 대인관계나 사회생활에 적응을 잘 못하고 두려움을 느끼므로 정신사회적 재활로 환자가 사회생활을 해 나가는 데 필요한 기술이나 자신감을 가르쳐 주고 훈련시킴으로써 재발과 재입원율을 현저히 낮추고 환자가 사회적으로 독립적으로 생활할 수 있도록 도와주어야 한다. 환자가 사회생활을 하는 데 필요한 기술들, 즉 자신의 감정과 욕구를 상대방에게 정확히 전 달하여 대인관계에서의 목표를 성취할 수 있도록 도움을 주는 모든 기술들을 아주 체계적 이고 조직적으로 가르치는 것이 사회생활 훈련이다. 대화기술, 약을 스스로 관리하는 기술, 증상을 스스로 관리하는 기술, 가족 간에 대화를 나누거나 돈을 관리하고 사회생활에서 나타나는 문제를 해결하는 방법, 외모를 가꾸고 청결과 위생에 신경 쓰며 스트레스를 조절하는 것도 가르친다. 또한 직업을 구하고 유지하는 기술, 오락을 즐기는 기술, 자기 옹호기술에 관한 훈련 등도 포함된다.

4) 가족치료

정신분열증은 장기간의 치료를 요하는 병이므로 환자와 가족, 의료팀 사이의 굳건한 협조 체제가 필수적이다. 그런 의미에서 가족치료와 가족 구성원의 교육이 중요하다. 환자 가족들이 환자에게 적개심, 비난, 지나친 간섭 등을 보이는 경우는 그렇지 않은 경우보다 재발률이 높다. 그러므로 환자 가족들에게 정신분열증의 증상과 환자와 대화하는 법 등을 교육시키는 것이 중요하다. 또한 환자 가족들이 느끼는 정신적 고통과 부담감 등을 이해하는 것이 중요하다.

가족치료는 가족의 맥락 안에서 문제를 본다. 가족은 상호 연결된 하부체계가 체인처럼 연결되어, 한 부분의 변화가 전체 체계의 기능에 영향을 미치는 체계로 간주된다. 즉, 가족을 가족의 한 구성원의 행동 안에서 그 가족 전체 체계에 영향을 미치는 개방적 체계로 본다.

Gregory Bateson, Don Jackson, Jay Haley, Virginia Stair 같은 가족 치료학자들이 있다.

Murry Bowen은 풀기 힘든 갈등과 상실을 다루는 다세대 가족 치료법의 대표자이다. 대부분의 가족임상의사들은 가족 간의 의사소통에 대한 문제를 강조한다.

5) 심리치료

집단치료에서는 개인이 이미 개인치료를 받았을 수도 있고, 타인과의 상호작용에 있어 새로운 방식으로 지지를 받기 위해서뿐 아니라 비슷한 문제점을 다른 사람들은 어떻게 다루는가를 배우기 위해 집단치료를 받을 수 있다. 어떤 문제들은 집단치료에서 다루는 것이 더 적절한데, 성격장애 같은 정신장애에 관련된 문제는 집단치료가 아주 적절하다.

심리치료는 무의식적인 상태에서 어린 시절에 겪었던 갈등을 해소하는 과정인 정신분석을 개발한 프로이트에 의해 처음 시작되었다. 프로이트는 정신세계를 무의식과 의식으로 개념화하였다. 무의식 속에 있는 것은 전혀 의식하지 않았던 것이거나 억제되어 있던 것이다. 프로이트는 방어기제(defence mechanism)라는 개념을 소개했다. 이것은 사람들이 불안을 극복하는 방법들이다. 정신분석에서 성격은 자유연상(생각나는 대로 마음에 떠오르는 것을 자연스럽게 아무 생각 없이 말하게 하는 것)과 꿈의 해석을 통해 연구된다. 전이(의사나 치료사가 마치 환자들의 생활에서 중요한 사람으로 연관되는 것)와 역전(의사나 치료사가 환자에 대해서 느끼는 것)은 정신분석의 중요한 구성요소이다. 불행하게도 정신분석은 많은 정신장애자들에게 그리 도움이 되지는 않았다. 하지만 인격적인 성장을 추구하는 사람에게는 도움이 된다는 것이 밝혀졌다. 도움이 되는 사람에게도 분석은 오래 걸리고 여러 해 동안 치료해야 하는 힘든 과정이 필요하다. 그러나 많은 정신분석의 개념들은 크고 다양한 범주의 문제들을 치료하는 데 유용한 정신치료의 근본이 되고 있다. 방어기제, 불안, 전이, 그리고 역전이는 많은 치료 시스템에서 아직도 중요한 개념으로 자리 잡고 있다.

6) 행동치료와 인지치료

행동치료는 학습이론에 그 이론적 근거를 두고 있다. 행동치료의 기본적 개념은 행동은 학습되고 새로운 면으로 세상을 보는 시각과 행동을 변화시키는 것이 가능하다는 것이다. 이 접근은 결국 신체와 정신 사이의 강한 연계를 강조한다. Pavlov는 음식 외의 다른 것으로 개의 위를 자극하여 분비물을 내게 할 수 있다는 것을 알아내었다. 일련의 실험을 통해서 그는 소리와 같은 비생리학적(조건자극)으로 분비작용을 자극할 수 있었다. B. F. Skinner는 조작적 조건화라는 독창성 있는 실험을 통해서 행동은 그 같은 행동의 결과에 의해서 조정될 수 있음을 보여 줬다. 행동수정기술은 흡연이나 과식과 같은 특별한 행동들을 바꿀 때 종종 사용된다. 그들은 또한 정신과 병원에서 토큰경제시스템을 사용하기도 한다. 이 프로그램에서는 개인이 긍정적인 행동을 했을 때 토큰을 상으로 받아, 그가 선택하고 싶은 것과 교환할 수 있도록 하는 것이다. 행동수정프로그램은 역시 청소년이나 어린이 치료 프로그램에서도 널리 사용된다.

인지치료는 인간의 행동에 영향을 주기 위해서 사고과정을 변화시키는 데 초점을 맞춘다. 인지치료의 두 가지 접근 방법은 Albert Bandura의 사회학습이론과 Aaron Beck의 인지행동치료이다. Bandura는 어떤 사람이 다른 사람들의 행동을 관찰하고, 모델링 과정을 통해서 그들의 행동을 내면화했을 때 학습이 일어난다고 제안하였다. Bandura의 모델은 자기효율성, 즉 자신이 처해 있는 환경을 잘 다룰 수 있는 능력이 있다는 자신감 개발을 강조한다. Beck은 틀린 판단을 하게 되고 습관적으로 잘못된 생각을 하게 한다는 인지에 초점을 둔다. 예를 들어 한 소년이 모든 사람이 그를 좋아하지 않기 때문에 친구가 없다고 믿는다. 이러한 믿음 때문에 친구가 없다고 믿는다. 이러한 믿음 때문에 그는 어느 이웃에게도 말을 걸지 않고 오직 그의 아파트에 처박혀 지내고, 결국 자기 예언대로 되고 만다. Beck의 접근방법은 우울증치료에 상당한 도움이 된다.

3. 정신분열증 환자들의 집단미술치료

정신과 환자들은 언어나 감정으로 자기표현을 정상인 다른 사람만큼 적절하게 하지 못한다. 이러한 정신과 환자의 내면적인 문제를 이해하고 표현하게 하는 하나의 방법으로 미술치료가 적절하다. 미술치료는 자유로운 표현을 통해 감정표현뿐만 아니라 감정해소를 위한 정화의 기능을 수행하고 정보전달에도 유용하게 사용될 수 있기 때문에 정신과 환자에게 반드시 필요하다고 본다.

특히 집단을 이루어 미술치료를 함으로써, 집단 내의 사회성과 각자가 가진 어려움을 공유하고 서로 영향을 줄 수 있다는 점이 유용하다 할 수 있다. 다른 사람들의 작업 과정을 보고 표현하는 방법에 대한 다양성을 알 수 있고, 자신의 내면에 접근하여 자신이 가진 문제를 여러 사람들 앞에서 발표함으로써 객관적으로 판단할 수 있도록 하며, 발표하는 자체로 이미 치유되어 평온함을 가질 수도 있기 때문이다. 자신만의 세계에 갇혀 정작 볼 수 없었던 객관적 자신을 찾아가는 동기와 방법을 제시할 수 있으므로 정신과 환자를 위한 집단미술치료는 반드시 필요하다.

4. 정신분열 환자를 위한 집단미술치료 프로그램

1) LMT-풍경구성법 그리기

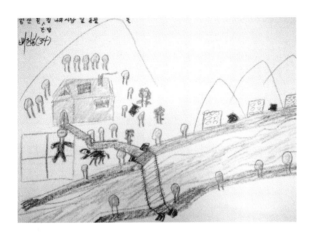

재료: 4절 도화지, 색연필, 크레파스, 사인펜

진행방법: 집, 일하는 사람, 열매가 있는 나무, 밭, 강, 길, 산, 꽃, 동물, 돌을 순서대로 그리도록 한다. 풍경에 더 추가하고 싶은 것들을 그려 넣고 스케치가 끝나면 자유롭게 색칠한다. 그림에 제목을 정하고 자신이 그린 그림을 설명하도록 한다.

기대효과: 그림에 두려움을 갖는 경우 그릴 것을 제시하여 편안하고 자유롭게 표현하도록 유도하고, 풍경의 구성을 통해 내담자의 정서상태와 미래의 계획 정도, 외부와의 소통 정도와 대인관계에 있어서의 어려움 등을 찾아낼 수 있다. 또한, 자신이 가진 내면의 문제를 드러내게 하여 표출시킬 수 있으므로 스스로 해결할 수 있는 방법을 찾거나 그 방법을 찾도록 도울 수 있다.

2) 풀잎 자연 만다라

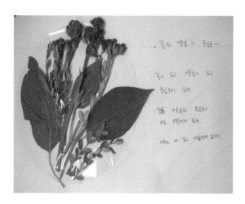

재료: 자연재료_ 풀잎과 들꽃, 시트지, 가위, 사인펜, 색연필

진행방법: 여러 종류의 풀과 들꽃을 준비한다.도화지 위에 풀과 들꽃을 자유롭게 배치한다.배치 후, 고정시키기 위해 시트지를 부착한다.작품을 감상하고 그에 대한 느낌을 글로 적어 본다.

기대효과: 그리는 활동에 대한 부담감을 해소한다. 자연물을 이용하여 흥미를 유발시킨다.자연물의 배치에 따라 심리, 정서적 상태를 확인한다.

3) 찰흙 만들기

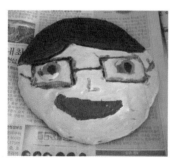 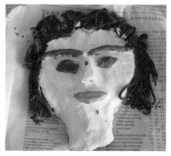

재료: 찰흙, 신문지, 주방기구, 물감용구

진행방법: 찰흙으로 얼굴을 만들어 봄으로써 자신의 또 다른 가면을 표현
하도록 한다. 자유롭게 반죽하고 자르고, 붙이는 과정에서 내면
의 불만이나 스트레스를 풀 수 있다.자신의 가면을 만들어 봄으
로써 내면을 표출시키며 해학적인 방법으로 긴장을 이완시킨다.

기대효과: 찰흙을 반죽한 후 얼굴모양 틀을 만든다. 그 위에 눈, 코, 입 등
표현하고 싶은 것을 세부적으로 만들어 본다. 그 위에 자유롭게
꾸미고 채색을 하여 자신만의 탈을 완성한다.

4) 민화 따라 그리기

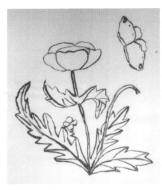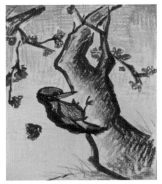

재료: 전통 민화, 먹물, 4b연필, 화선지, 물감용구

진행방법: 여러 가지 민화를 제시하여 마음에 드는 것을 고르도록 한다. 민
화 위에 화선지를 올려놓고, 비춰지는 그림을 따라서 연필로 밑그
림을 그린다. 연필로 그린 밑그림을 먹물로 다시 그려 준다. 다양
한 색의 물감을 이용하여 완성시킨다.

기대효과: 그림을 따라 그리면서 집중력을 키울 수 있다. 난이도가 높은 그

림도 쉽게 따라 그리면서 성취감을 높일 수 있다.

5) 만다라 도안 그리기

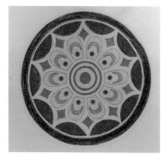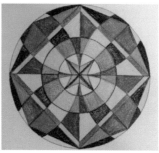

재료: 4절 도화지, 크레파스, 색연필, 물감 용구

진행방법: 원이 그려진 도화지를 준비한다. 원 안에 자유롭게 만다라 밑그
림을 그리도록 한다. (그림을 그리기 어려운 경우에는 만다라 도
안이 그려진 도화지를 제시한다.) 완성된 만다라 밑그림에 맞게
채색도구로 칠한다.

기대효과: 만다라를 통하여 무의식의 표출을 통한 자아 인식과 갈등을 해
소시킬 수 있다.

6) 동물 가족화

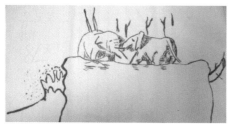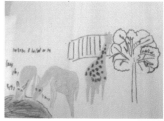

재료: 4절 도화지, 크레파스, 색연필, 물감 용구

진행방법: 가족구성원을 동물로 생각하여 상징하는 것을 생각해 보며 상상
력을 발휘해 본다. 가족구성원에 대해 생각해 보는 시간을 가지며
가족의 소중함을 느낀다.

기대효과: 자신의 가족을 생각해 보고 상징하는 것을 동물가족화로 생각해
본다. 상상한 후 도화지에 그리고 자유롭게 채색하고 꾸며 본다.
완성한 후 가족구성원에 대해 생각해 보는 시간을 가지며 가족의
소중함을 느낀다.

7) 색 한지 화분 꾸미기

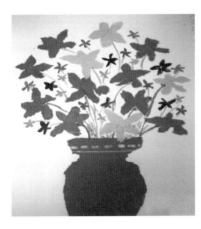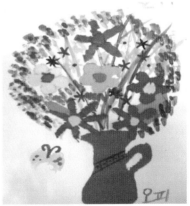

재료: 색 한지, 붓, 물감 용구, 딱풀, 도화지

진행방법: 마음에 드는 색지를 골라서 화분 모양으로 잘라서 붙여 준다. 다
양한 색의 색지를 꽃잎 모양으로 잘라서 준비한다. 화분 위에 꽃
잎 모양의 색지를 붙여서 꽃을 꾸며 준다. 채색도구를 이용해 꽃
의 줄기와 나머지 부분을 채워 넣어 준다.

기대효과: 손으로 한지를 찢으면서 정서적으로 완화가 되며, 다양한 매체 경험을 할 수 있다. 또한 한지를 찢고 붙이는 작업을 통해 눈과 손의 협응력을 높일 수 있다.

8) 종이죽 탈 만들기

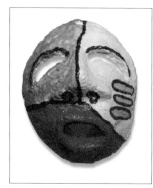 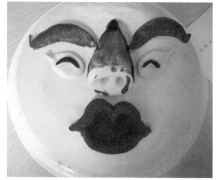

재료: 종이죽, 그릇, 물감 용구, 유성 매직

진행방법: 종이 그릇을 뒤집어서 준비한다. 그릇 위에 종이죽을 감싼다. 종이죽이 어느 정도 마르면 매직과 물감을 사용하여 채색한다.

기대효과: 종이로 죽을 만들어 탈 얼굴을 만들어 봄으로써 자신의 또 다른 가면을 표현하도록 한다. 자유롭게 반죽하고 자르고, 붙이는 과정에서 내면의 불만이나 스트레스를 풀 수 있다. 자신의 가면을 만들어 봄으로써 내면을 표출시키며 해학적인 방법으로 긴장을 이완시킨다.

9) 명화 따라 하기

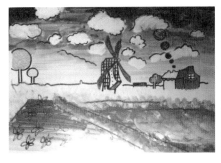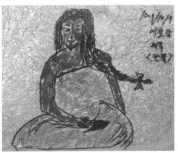

재료: 명화, OHP필름, 유성 매직, 아크릴 물감, 도화지, 은박지

진행방법: 다양한 명화를 준비한다. 명화 위에 OHP필름을 올려놓고 매직으로 그림을 따라서 그린다. 밑그림이 완성되면 유성 매직이나 아크릴물감을 이용해 채색해 준다. 채색이 끝난 후, OHP필름을 도화지나 은박지 위에 올려서 붙여 준다.

기대효과: 명화 위에 OHP필름을 대고 그림을 그리고, 완성된 작품을 보며 성취감을 느낄 수 있다.

10) 종이죽 만다라

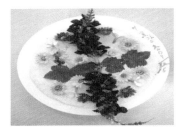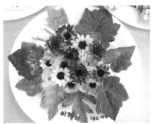

재료: 도화지, 색연필, 4B 연필, 물감 용구

진행방법: 종이죽으로 일회용 접시에 원형을 만들어 넓게 펴서 만든다. 그

위에 여러 종류의 꽃과 식물을 자유롭게 배치한다. 식물들이 떨어 지지 않게 손으로 잘 눌러 준다.

기대효과: 종이죽의 감촉을 통해 긴장감을 이완시킨다. 자연물을 이용하여 흥미를 유발시킨다. 만다라의 배치를 통한 심리 정서적 상태를 확 인할 수 있다.

11) 희망 나무 콜라주

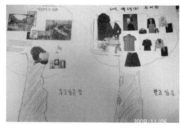 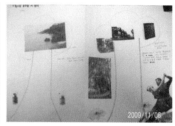

재료: 잡지, 도화지, 딱풀, 가위, 사인펜, 색연필

진행방법: 도화지를 준비하고 반으로 나누어 그림도구로 두 그루의 나무를 그려 준다. 한쪽에는 잡지에서 자신이 희망하는 인물상이나 원하 는 사물을 찾아서 오려서 붙여 주고, 다른 한쪽에는 자신이 주고 싶은 사물이나 상대방에게 바라는 인물상을 오려서 붙여 준다. 나머지 부분은 채색 도구를 이용해 완성해 준다.

기대효과: 잡지에서 자신이 바라는 것과 주고 싶은 것을 찾는 과정을 통해, 자신의 욕구를 객관화시킬 수 있고, 자신에 대해 이해할 수 있는 기회를 갖는다.

12) 장갑 그리기

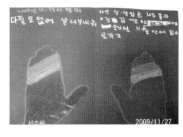 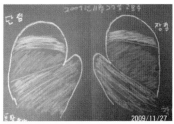

재료: 검정색 도화지, 색연필, 크레파스

진행방법: 검정색 도화지에 자신의 손을 대고 크레파스로 그린다. 자신의 양
손을 채색도구로 자유롭게 꾸민 후에, 오른쪽에는 장점을, 왼쪽
에는 단점을 쓰거나 그림으로 표현한다.

기대효과: 자신의 장단점을 글로 표현함으로써 자신을 객관화시킬 수 있다.

13) 자화상-OHP필름

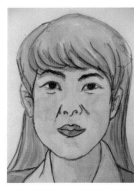 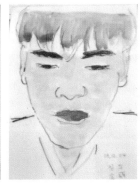

재료: OHP필름, 유성 매직, 도화지

진행방법: OHP필름지와 유성 매직을 준비한다. 자신의 얼굴을 생각하며
OHP에 그려 본다. 완성한 OHP그림을 도화지 위에 올려놓고 느

꺼지는 감정에 대해 이야기해 본다.

기대효과: OHP필름지 위에 그림 그리기를 통해 통쾌하고 즐거움을 느낀다. 자신을 상징하는 것을 생각해 보며 상상력을 발휘해 본다. 자신에 대해 생각해 보는 시간을 가지며 소중함을 느낀다.

14) 카드 만들기

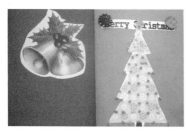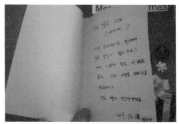

재료: 빨강, 초록 색지, 딱풀, 카드 도안, 색종이, 가위, 색연필, 사인펜

진행방법: 원하는 색지를 선택하여 카드의 바탕을 만든다. 카드 도안에서 마음에 드는 도안을 선택하여 채색도구로 꾸민 후에 알맞은 모양과 크기로 오려 준다. 카드의 바탕지에 자른 도안을 붙이고, 나머지 부분을 채색도구나 꾸미기 재료를 이용해 꾸며 준다. 완성된 카드를 서로 주고받으며 이야기를 나눈다.

기대효과: 카드를 서로 주고받으며 자아존중감과 성취감을 향상시킬 수 있다.

치매노인을 위한 집단미술치료

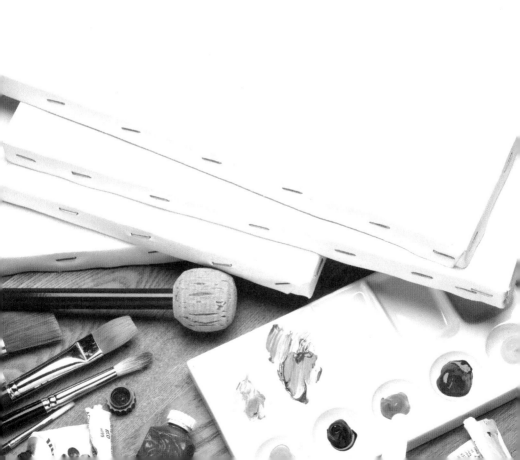

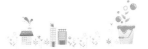

Part 07

치매노인을 위한 집단미술치료

1. 치매의 정의

1) 치매의 개념

'치매(dementia)'라는 말은 라틴어에서 유래된 말로서 '정신이 없어진 것'의 의미를 갖고 있다. 태어날 때부터 지적 능력이 모자라는 경우를 정신치제(mental retardation)라고 부르는 반면, 치매는 정상적인 지적 능력을 유지하던 사람이 다양한 후천적인 원인으로 인해 뇌기능이 손상되면서 기억력, 언어능력, 판단력, 사고력 등의 상태를 가리킨다.

옛날에는 나이가 들면 누구나 치매(癡呆)기, 즉 망년기가 생긴다고 알고 있었으나 요즘은 지극히 정상적인 노화과정, 즉 노망과는 다른 질병으로 받아들여지고 있다.

즉, 치매증세란 대뇌의 병으로 인해 생기는 하나의 증후군으로서 대개 만성적이고 서서히 악화되는 진행성으로 나타나며, 기억력, 사고력, 방향을 찾는 지남력, 사물이나 현상을 이해하는 이해력, 계산능력, 낯선 환경으로부터의 학습

능력, 언어 및 판단력 등의 손상을 포함하는 인지기능의 장애이다.

또한 치매는 최근 일반인도 많이 관심을 가지고 있는 알츠하이머병만을 이야기하는 것이 아니라, 혈관성 치매, 다발성 뇌경색(뇌졸중, 즉 중풍)에 의한 치매, 우울증에 의해 생기는 가성 치매, 외상에 따른 뇌손상에서 비롯되는 외상성 치매 등을 포함하는 일반적인 용어이다. 원인에 관계없이 기억장애, 언어장애, 시공간 인지능력 장애, 실행증실(물을 마신다거나, 못을 박는다든가, 가위질 한다든가 등의 행동을 못 하는 경우), 실인증(뻔히 보면서도 그 물건이 무엇인지 사물을 인지하지 못하는 경우), 계산능력의 저하, 전두엽과 집행기능 저하 등 여러 가지 인지장애 중에서 최소 2가지 이상이 상실되어 일상적인 활동에 심각한 장애를 초래하는 경우를 치매로 정의한다. 이 중에서 기억기능이 가장 일찍, 또 가장 심각하게 장애를 보이기 때문에 흔히 기억장애를 치매라고 이야기하는 수가 많지만, 엄밀한 의미에서는 기억장애만 단독으로 있는 경우에는 치매라고 하지 않고 기억장애라고 한다. 또, 치매란 병이라기보다 하나의 증후군(syndrom)이고, 그 대부분이 나이 들면서 서서히 드러나는, 곧 퇴행성 증상으로 여겨져 왔으나 근래에는 청, 장년층의 유병률도 늘어나고 있는 추세이다. 이것은 아마도 현대사회의 특성상 고도의 스트레스에 따른 신경학적 충격과 심신의 불균형이 빚어내는 사회 혐오 심리가 원인일 수 있지만, 특정 증상의 개선과 진행 억제는 가능하나 사실상 근치(根治)는 아직 불가능하다. 그런 까닭에, 흔히 노망이라는 이름으로 일컬어져 온 치매는 환자 자신은 물론 가족과 보호자 모두가 함께 겪어야 하는, 일일이 열거하기 어려울 만큼의 정신적 고통을 수반한다.

치매의 주요원인인 알츠하이머병은 뇌신경세포의 급격한 감소에 기인하는데, 쉽게 말해서 신경 사이를 연결하는 신호전달체계에 이상이 생기는 경우이다. 그러기에 대부분의 치매는 언어장애와 단기기억상실, 지남력(指南力) 상실 이라는, 일반인으로서는 대책 없는 증상을 수반한다. 국내의 한 연구는, 알츠 하이머병 환자가 증상을 인식하고 병원을 찾기까지 평균 2.7년이 걸린다고 보 고한 바 있다. 2.7년이라면 초기를 지나 중기로 접어드는 단계일 수 있는데, 치 매증상은 사후 관리 없이 중기를 경과하면 이후 급속한 진행을 나타내는 특 징이 있다. 알츠하이머병은 아직까지 근치가 불가능함에도 불구하고 평소 인 지기능장애 정도를 평가하여 조기 진단을 행할 경우 약물요법을 통한 기억장 애 개선이 가능하고, 적어도 증상악화를 억제하여 사회생활이 가능한 상태를 유지할 수 있다. 따라서 단순 질병으로 분류하기 어려운 치매는 발견 초기에 대증(對症)요법을 시행하는 한편 약물치료를 병행함으로써 증상을 개선하고 억제할 수 있는 질환이다. 현재로서는 조기진단이 최선책이다. 초기 치매환자 의 경우 대인기피증상을 나타내기도 하는데, 그에 따른 상대적 소속감이나 소 외감의 결여가 도리어 증상악화를 촉진하여 피해망상과 강박관념에 시달리는 게 보통이다. 그러니 치매는 환자 가족이 감당하기에는 벅찬 변화일 수밖에 없 으며, 막중한 인내와 일방적인 애정이 요구되는 질환인 것이다.

2) 치매의 유병률

치매는 주로 노년기에 많이 나타나기 때문에 흔히 노인성 질환으로 알려져 있지만 반드시 노년기에만 나타나는 것은 아니며, 빠른 경우 40대에도 알츠하 이머병과 같은 퇴행성 치매 및 다양한 원인에 의한 치매가 나타날 수 있다. 그 렇지만 상대적으로 50대 이전에 치매가 발생할 확률은 매우 낮아 치매에 대한 역학 연구는 주로 60세 혹은 65세 이상의 노인에 대해 시행되어 왔다. 치매는 전 세계적으로 65세 이상 노인 중에서 약 5~10% 정도의 유병률을 보이며, 연령의 증가와 더불어 매 5년마다 약 2배씩 유병률의 증가가 나타난다. 즉, 65~69세 연령층에서 약 2~3%, 70~74세에서 약 4~6%, 75~80세에서 약 8~12% 정도로 나타나던 것이 80세 이상이 되면 약 20% 이상의 노인이 치매에 이환되는 것으로 알려져 있다. 국내에서 시행된 역학 연구에서는 치매 유병률이 8.2~10.8% 정도로 보고되고 있으며, 2000년에는 노인인구가 약 330만 명인 것을 고려하면 우리나라에는 대략 30만 명의 치매환자가 있는 것으로 추정된다. 또 2007년도에 한 보건소에서 65세 이상의 노인들을 대상으로 조사한 치매 유병률이 9.5%에 달하는 것으로 나타났다. 이와 같은 결과는 노인인구의 증가로 예상치보다 유병률이 높아진다는 것을 알 수 있었다. 65~74세에서 3%였던 것이 85세 이상에서는 47%로 증가한 것으로 예측되고 있다. 우리나라의 경우 치매노인은 2010년에는 20~25만 명에 이르고, 2020년에는 30만 명을 넘어설 것으로 예측될 정도로 심각한 수준이다. 우리나라는 인구의 노령화가 급속히 진행되는 대표적인 국가로, 2020년에 이르면 65세 이상 노인이 인구의 약 15.7%를 웃돌 것으로 예상되고 있어 향후 치매환자의 급증에 따른 심각한 사회문제가 예상되고 있다. 치매의 질환별로는 알츠하이머병이 전체 치매 원인의 약 50~60%를 차지하는 것으로 보고되고 있으며, 혈관성 치매가 약 20~30%, 기타 원인에 의한 치매가 10~20%로 보고되고 있다(양기화).

3) 치매의 원인

일반인들은 대개 치매를 단일한 질병으로 생각하고 있다. 따라서 치매는 모두 다 똑같은 것이고, 특별한 치료법이 없다고 속단해 버리기도 한다. 그러나 치매는 단일 질환을 가리키는 것이 아니며, 의학용어를 사용한다면 특정 증상들의 집합인 하나의 '증후군(syndrom)'에 해당하는 것이다. 그러므로 치매라는 임상 증후군을 유발하는 원인 질환은 세분하면 수십 가지에 이른다. 치매의 원인 중 가장 흔한 것은 퇴행성 뇌질환의 일종인 알츠하이머병으로 약 50~60%를 차지하고, 그 다음으로는 혈관성 치매가 20~30%를 차지하며, 나머지 10~30%는 기타 원인에 의한 치매라고 보면 된다. 치매의 기타 원인으로는 우울증, 약물, 알코올 및 화학물질 중독, 대사성 원인으로 인한 전해질 장애, 갑상선질환, 비타민 결핍증, 뇌 기능 장애를 초래하는 감염성 뇌질환, 두부외상, 정상압 수두증 및 다발성 경색증 등이 있다. 우선 전체 치매환자의 80% 이상을 차지하는 알츠하이머병과 혈관성 치매에 대해 간략하게 살펴본다.

〈알츠하이머병〉

알츠하이머병은 1907년 독일의 정신과의사인 알로이스 알츠하이머(Alois Alzheimer)가 최초로 보고한 퇴행성 뇌질환으로 치매를 일으키는 원인 중 가장 흔한 것이다. 이 병은 베타 아밀로이드 단백질이라는 독성물질이 뇌에 축적이 되면서 뇌신경세포가 점진적으로 소멸되는 병으로, 임상적으로는 매우 서서히 발병하여 매우 서서히 악화되는 특징적인 경과를 보인다. 발병 초기에는 노년기에 흔한 양성 건망증과 혼동되는 경우가 많다. 사망한 알츠하이머병 환자의 뇌를 현미경으로 검사하면 베타 아밀로이드 단백질이 침착된 특징적인 노인반(senile plaque)과 신경원섬유농축(neuro fibrillary tangle)이 관찰된다.

〈혈관성 치매〉

알츠하이머병 다음으로 많이 나타나는 것이 뇌혈관이 막히거나 좁아지는 등의 원인으로 발생하는 혈관성 치매이다. 혈관성 치매는 갑자기 시작되고, 갑작스럽게 상태가 악화되는 경우가 많아 점진적인 경과를 보이는 알츠하이머병과 임상적으로 차이를 보인다. 흔히 '중풍 앓고 나시더니 갑자기 이상해지셨다.'라는 경우 혈관성 치매일 가능성이 높다.

그러나 모든 혈관성 치매가 이러한 전형적인 경과를 보이는 것은 아니며, 미세 혈관들이 반복적 혹은 점진적으로 막히는 경우에는 알츠하이머병과 구분이 어려울 정도로 점진적인 경과를 보이는 경우도 있어, 감별 진단을 위해서는 반드시 전문적인 진료가 필요하다. CT 또는 MRI 등 뇌영상 검사를 시행하면 혈관성 치매환자의 경우, 뇌경색 또는 뇌출혈 등 뇌혈관 질환의 흔적이 확인된다. 흔히 혈관성 치매의 경우에는 초기부터 편마비, 구음장애, 안면마비, 연하곤란(음식을 삼키는 데 어려움을 느낌), 편측 시력상실, 시야장애, 보행장애, 실금 등의 신경학적 증상을 동반하는 경우가 많다.

〈원발성 치매〉

원인 질환의 성격에 따라서도 구분할 수 있다. 즉 다른 특별한 질환이 없음에도 불구하고 발생하는 경우를 원발성이라 하는데, 원발성 치매와 다른 질환에 의해 이차적으로 치매가 발병한 경우로 나눌 수 있는데, 이런 구분이 중요한 이유는 다른 질환에 의해 이차적으로 치매가 발병하는 경우에는 그 원인질환을 예방, 치료함으로써 치매의 발병, 진행을 막거나 호전시킬 수 있기 때문이다.

① 원발성 치매의 원인으로는 퇴행성 뇌질환(degenerative brain disease)이 대표적인데 이는 아직까지 원인이 뚜렷이 밝혀지지 않은 질환들로서, 뇌

신경세포의 손상과 소실이 일어나는 질환이다. 여기에는 알츠하이머병과 이의 변종인 전측두엽성 치매, 파킨슨병에 의한 치매, 비만성 루이 소체 질환 등이 속한다.

② 다른 질환에 의해 이차적으로 치매가 발생하는 경우로는 우울증이나 약물, 알코올 및 화학물질 중독에 의한 것들, 대사성 원인으로 전해질 장애, 갑상선 질환, 비타민 결핍증 등, 감염성 뇌질환, 두부외상, 수두증과 다발성 경색증이 있다.

〈기타 치매〉

그 외에도 각종 퇴행성 뇌질환, 대사성 질환, 우울증, 결핍성 질환, 중독성 질환, 뇌종양, 뇌 외상, 감염성 질환 등 매우 다양한 종류의 원인에 의해 치매라는 증후군이 유발될 수 있다. 또한 그 빈도는 낮지만 루이체 병(Lewy body disease), 전측두엽성 치매, 파킨슨병 등의 퇴행성 뇌질환들도 치매를 일으키는데, 질환별로 알츠하이머병과 구별되는 특징적인 뇌병리 및 임상증상을 보인다. 그러나 이러한 원인 질환들은 알츠하이머병에 비해 그 빈도가 매우 낮다. 기타 치매들에서 주목해야 할 점은, 이들 중 상당수가 원인 질환에 대한 치료를 통해 증상 개선이 아닌 근본적인 치매 치료가 가능하다는 것이다.

연구에 따라 다소 차이를 보이기는 하지만 대체로 이렇게 치료 가능한 치매는 전체 치매의 약 10~15%를 차지한다. 치료 가능한 대표적인 치매 원인 질환으로는 우울증(가성치매), 약물 및 알코올 중독, 갑상선 질환(갑상선 기능 저하증) 등의 대사성 질환, 비타민 B12 또는 엽산 결핍 등의 결핍성 질환, 정상압 뇌수두증(nomal pressure hydrocephalus), 경막하 혈종, 뇌종양 등이다. 이러한 가역성 치매의 치료예후는 상당부분 조기치료에 의해 결정되므로 치매증상을 보일 때는 빨리 전문 병원을 찾아 정확한 진단을 받는 것이 필요하다.

4) 치매의 증상

치매의 증상은 크게 인지적 장애 증상과 정신행동 증상으로 구분할 수 있다. 인지적 장애의 증상으로는 기억력 장애, 지남력 장애, 언어 장애, 기타 고등인지 장애가 있으며, 정신행동증상으로는 망상, 환각, 오인, 우울증, 불안증, 초조행동, 성격의 변화 및 식욕과 성욕의 변화가 있다.

〈인지적 장애 증상〉

① 기억력 장애

치매 초기에는 새로운 것을 잘 기억하지 못하지만 진행할수록 점점 오래된 것도 망각하게 된다. 많은 사람들이 흔히 치매에 대해 갖고 있는 오해 중 하나가, 옛날 일을 잘 기억하고 있으면 기억력이 괜찮은 것이므로 치매가 아니라고 생각하는 것이다. 오래된 일은 치매 중기에 이르러서야 손상되기 시작하므로 옛날 일을 기억하고 있다고 해도 최근 일에 대한 기억이 현저히 저하되어 있다면 얼마든지 치매일 가능성이 있다.

양성의 노화성 건망증은 아주 사소한 것을 기억하지 못한다. 그래서 아침나절에 받은 곗돈을 서랍에 두었는지 옷장에 두었는지 열쇠를 어디에 두었는지 몰라 헤매기도 하지만 잠시 집중하면 생각이 나게 된다. 그러나 치매 환자가 보이는 건망증은 최근에 경험한 모든 일을 기억하지 못한다. 수첩에 적어 둔다고 해도 수첩에 적었다는 사실까지도 기억하지 못하기 때문에 일반적인 건망증과는 차이가 있다.

치매환자들은 의외로 오래된 일은 잘 기억하는 경우가 있다. 단기기억에 장애가 오면 사람을 잘 알아보지 못하고 도둑이라고 우기거나 아들이나 손자에게 마치 처음 만나는 사람인 것처럼 깍듯하게 인사를 하는 경우도 있다. 그것은 방금 소개받은 사람의 얼굴을 기억의 창고에 집어넣지 못하기 때문이며 볼 때마다 처음 만나는 얼굴이 되는 까닭이다. 오랜만에 만나는 친척이나 자녀를 마치 남 대하듯 하는 것도 환자의 기억에 입력되어 있는 것이 오래전 일이기 때문이다.

② 지남력(指南力) 장애

시간, 장소, 사람에 관한 파악력이 저하되는 것으로 일반적으로 시간에 대한 장애가 먼저 나타나 날짜 관념이 흐려지기 시작하고 점차 진행되면 계절이나 밤낮도 구분하지 못하게 된다. 장소에 대한 파악력이 흐려지게 되면 늘 다니던 길도 헷갈려 길을 잃는 일이 생기며, 나중에는 집 안에서도 방이나 화장실을 구분해서 찾아가지 못하게 된다. 치매가 상당히 진행된 다음에야 사람에 대한 지남력이 손상되는데, 심하지 않을 때는 가끔씩 만나는 사람을 알아보지 못하다가 말기에 이르게 되면 자신의 자녀나 배우자와 같이 아주 가까운 사람도 알아보지 못하게 된다.

③ 언어장애

말을 표현하는 능력이나 이해하는 능력이 점차 감퇴되는 것으로, 초기에는 적절한 단어를 떠올리지 못해 말문이 막히는 정도의 증상을 보이다가 점차 다른 사람이 하는 말을 제대로 이해하지 못해 엉뚱한 대답을 하거나 횡설수설하기도 하며, 말기에 이르면 아예 표현력을 상실하여 함구증 상태가 되기도 한다.

④ 기타 고등인지기능 장애

치매에 걸리면 판단력, 추상적 사고력, 실행능력, 공간구성능력 및 지각력, 계산력 등 다양한 고등인지기능이 손상되는데, 치매의 종류나 심각도에 따라 다양한 양상으로 나타난다.

〈정신행동증상〉

치매환자 자신이나 환자를 돌보는 가족을 고통스럽게 만들어, 병원이나 요양시설 등의 시설 입소에 이르게 하는 것은 기억력 감퇴와 같은 인지기능 장애가 아니라 다양한 형태의 비인지적 문제 행동 증상들 때문이다. 이러한 증상들은 초기보다는 중기 이후에 빈번하게 나타나다가 외상상태에 가까울 정도로 기력이 저하되는 단계에 이르면 오히려 줄어드는 경향을 보인다. 그런데 이러한 증상들 중 상당수는 정신과적 약물치료를 통해 상당 부분 개선될 수 있다.

① 망상

망상 중에서 가장 흔한 형태는 자신의 물건을 누군가 훔쳐 갔다는 내용의 도둑망상이다. 그 밖에도 누군가가 자신을 해치려 하거나, 버리려 한다는 내용의 피해망상, 간병인이 사기꾼이라는 내용의 망상, 배우자가 부정한 짓을 했다고 믿는 부정망상 등 다양한 형태의 망상이 출현할 수 있다. 이러한 망상으로 인해 난폭행동이나 우울, 불안, 초조행동이 유발되기도 한다.

② 환각

환각이란 실제로 존재하지 않는 것을 마치 있는 것처럼 느끼는 것이다. 치매에서 가장 흔한 환각은 환시이고, 환청도 비교적 자주 나타난다. 그 밖에 드물긴 하지만 촉각이나 후각, 미각 등에 대해서도 환각이 일어나기도 한다. 이러한 환각 증세도 망상의 경우와 마찬가지로 난폭행동이나 초조 행동을 유발하는 요인이 될 수 있다.

③ 오인

환각과는 달리 실제로 존재하는 것을 실제와는 다르게 인지하는 것을 말한다. 가장 전형적인 예로는 거울에 비친 자신의 모습을 보고선 마치 다른 사람을 대하듯이 행동하는 거나, 텔레비전에 나온 인물의 영상을 보고서 마치 자신 앞에 실제로 존재하는 사람을 대하는 것처럼 반응하는 것을 들 수 있다. 이 밖에도 방에 놓여 있는 베개를 자신의 아기인 것처럼 다루는 행동과 같이 물건에 대한 오인도 나타날 수 있다.

④ 우울증

치매환자에게서 나타나는 우울증은 일반 노인에게서 보이는 것과 같은 형태로 나타날 수 있다. 즉, 잠깐 동안 나타나는 경미한 우울감에서부터 극단적인 허무함, 비관적인 사고, 죽음에 대한 집착, 의욕이나 즐거움의 상실, 식욕의 상실 및 체중감소, 초조감, 죄책감, 울음 등을 보이는 주요 우울증까지 다양한 양상으로 나타난다. 환자 자신의 심적 고통과 함께 치료나 재활에 대한 거부적 태고, 식사거부 등의 문제로 이어져 예후에 부정적인 영향을 미칠 수 있다. 초기 치매환자의 경우 자신의 지적 능력이 점차 저하되고 있다는 것을 스스로 인식하면서 심리적인 반응으로 우울감을 겪게 되기도 하지만 치매 자체로 인한 뇌손상이나, 수반되는 신체질환 등 기질적 요인이 원인이 되어 나타나는 경우가 더욱 많다.

⑤ 불안증세

망상과 관련된 걱정, 주변상황이 파악되지 않는 데 따른 막연한 불안, 특정 대상에 대한 공포반응, 공황발작, 긴장되어 보이는 얼굴표정이나 몸가짐 등 다양한 양상으로 불안증세가 나타날 수 있다.

⑥ 초조행동

초조행동이란 사회적으로 부적절한 언어(또는 음성) 및 신체활동을 총칭하는 용어이다. 넓은 의미에서 초조행동에는 공격적 행동이 포함되나, 공격적 행동을 따로 구분하는 경우도 있다. 언어적 또는 물리적인 공격행동 이외에 초조행동에 속하는 것들로는 명백한 이유 없이 방황하면서 돌아다니는 '배회행동'과, 무의미해 보이는 부적절한 동작의 반복, 안절부절못하면서 왔다 갔다 하는 행동, 동일한 문장이나 질문, 불평 등을 되풀이하는 것 등의 '반복행동'이 있다. 초조행동들은 여러 가지 선행요인에 의해 유발되거나 악화되는 경향을 보인다. 그중 대표적인 유발요인이 앞서 언급한 망상, 환청 등 정신병적 증상이며, 그 외에도 신체적 통증, 급성 신체질환, 미숙한 간병 등이 흔히 선행요인으로 작용한다. 또 한 가지 중요한 요인이 간병인의 심한 피로 상태이다. 피로상태는 우울증, 졸림, 불안, 화남, 인내력의 상실 등으로 나타나는데 이러한 간병인의 상태가 바로 환자의 초조 및 공격행동의 발생이나 악화에 영향을 주게 된다.

⑦ 성격변화

치매환자가 성격의 변화를 보이는 경우는 많다. 가장 흔한 경우는 활동이 이전에 비해 위축되고, 소극적, 수동적인 자세를 나타내며, 원래 즐겨 하던 취미활동이나 집안 대소사에 대해 무관심, 무감동해지는 등의 변화를 나타내는 것이다. 그 밖에 병에 걸리기 전과는 달리 쉽게 짜증이나 화를 내거나, 이기적인 성격으로 변하기도 한다. 이러한 성격변화는 다른 치매 증상들이 분명해지기 이전부터 나타날 수 있으며, 특히 전두엽성 치매와 같은 경우에는 기억력 감퇴가 두드러지기 훨씬 이전에 심한 성격변화가 나타나게 된다. 따라서 노인에게서 이러한 성격변화가 두드러지게 나타날 때 치매가 시작되는 것은 아닌지 관심을 가져야 한다.

⑧ 수면의 변화

정상 노인에게서도 노화과정의 일부로서 총 수면 시간의 감소나 수면 중에 깨는 횟수의 증가 등의 변화가 나타날 수 있으나, 치매환자에서의 수면변화는 이보다 훨씬 더 극심한 형태를 띠는 경우가 많다. 치매와 관련된 수면장애로는 심한 불면증 및 이에 수반되어 나타나는 초조행동, 수면주기의 변화, 착란상태 등이 있으며, 이러한 수면장애는 간병인을 지치게 만드는 주요 요인 중의 한 가지이다.

⑨ 식욕의 변화

많은 환자들이 치매의 진행과 함께 식욕이나 음식 기호도의 변화를 보인다. 이러한 변화로 인해 영양 상태나 체중의 심각한 변화가 초래되기도 한다.

⑩ 성욕의 변화

드물긴 하지만 일부 환자에게서 언어적 혹은 신체적인 성적 표현을 노골적으로 하거나, 다른 사람이 있는 곳에서 자위행위를 하는 등 과항진된 성적 행동을 나타내는 경우가 있다.

5) 단계별로 본 치매의 증상

① 초기(경도치매: 발병 후 1~3년)

-기억장애(특히, 최근 일이나 대화 내용 망각, 오래된 일은 비교적 잘 기억)

　최근 기억의 경미한 감퇴로 인해 새로운 지식의 습득을 어려워한다. 오랜 시간이 지난 기억은 잘하지만 최근에 한 약속을 잊는다든지, 늘 사용하던 물건을 어디에 놓았는지 자주 잊어버린다고 호소한다.

-집중력 저하 및 계산 착오

　집중력이 저하되어 예전에 잘하던 계산에서 실수를 하게 되고, 복잡한 상황의 이해, 문제의 해결 및 결정을 내리는 데 어려움을 보이게 된다.

-언어장애(경미한 표현 감소)

　말로 하는 것을 어려워하고, 물건의 이름을 잘 모르며, 말을 듣고도 잘 이해하지 못하게 되어 상대방과 대화를 하는 데 어려움을 보인다. 점차 말이 없어지게 된다.

-일상생활이나 사회활동에 대한 회피반응

　시간개념의 혼돈이 서서히 시작되어 중요한 날이 되었는데 잘 모른다든지, 오늘이 며칠인지 혼돈스러워한다. 그리고 점차 진행되면서 장소개념의 혼돈으로 인해 잘 알지 못하는 장소를 찾아갈 때 길을 잃어버릴 수가 있다.

-정신 및 행동증상

자발성이 줄어들어 다소 무덤덤해지고, 무기력해지거나 우울증을 보인다. 짜증이 늘어나고 고집스러워지기도 한다.

② 중기(중증도 치매: 발병 후 3~8년)

초기 단계에서 보였던 기억력 감퇴, 언어능력 등의 증상은 더욱 악화되며, 대체적으로 사회적 판단에 장애를 겪게 된다. 점차 진행되면서 씻기, 옷 입기 등 일상생활에 필요한 동작에도 어려움을 보여 일상생활을 유지하기 위해 주변 사람들이 도와주어야 한다.

-기억장애의 심화(오래된 기억까지 망각)

초기에 보였던 기억장애가 더욱 악화되어, 오래된 기억까지 망각하게 된다. 식사를 했는지 기억을 못 해 식사를 하고는 다시 반복해서 할 수도 있다. 점차 진행되어, 자신의 생활에서 중요한 내용들, 예를 들어 주소나 전화번호, 손자의 이름, 자신이 다닌 학교의 이름을 기억하는 데 어려움을 보인다.

-지남력 장애(시간관념이 흐려지고, 길을 잃는 경우 발생)

시간개념이 더욱 흐려져, 낮과 밤을 구분하지 못하고, 계절 감각도 사라지게 된다. 집 근처에서도 길을 잃고 헤매다가 경찰에 의해 보호를 받기도 한다. 가까운 가족의 얼굴은 알지만 친지의 얼굴을 알지 못하게 된다.

-언어장애(표현력 저하, 이해력 저하)

읽기, 쓰기, 숫자 계산에 어려움을 보이게 된다. 계절이나 상황에 적합한 옷을 선택하는 데 어려움을 보이기도 하며, 혼자 옷을 입고 벗기 어려워하고 가끔 반대쪽으로 신발을 신으려 하거나, 신발 끈 매기 등, 단순한 동작을 할 수 없게 된다.

－행동증상(배회, 난폭행동 및 기타 초조 행동, 환각, 망상, 야간착란, 수면 장애)

무덤덤해지거나 예민해지고, 안절부절못할 수 있다. 목적 없이 길거리를 배회하기도 한다. 환각, 망상 등의 정신증상을 보여, 헛것을 본다든지, 이웃 주민이 자신의 물건을 훔쳐 간다며 욕을 하고 난폭한 행동을 하기도 한다. 불면증에 시달리고, 야간착란 증상을 보일 수 있다.

③ 말기(고도치매: 발병 후 5~12년)

모든 지적 능력이 심하게 손상되고, 일상생활의 능력이 심하게 감퇴되어 대소변을 가리지 못하며 스스로 식사를 할 수 없게 된다. 또한 팔 다리 등 신체에 장애가 없는데도 걷지 못하게 되어 뇌가 더 이상 신체에 무엇을 지시할 수 없는 것처럼 보이게 된다. 이 시기에 환자는 기본적인 일상생활을 유지하기 위해 거의 전적으로 주변의 도움에 의존하게 된다.

－기억장애 더욱 심화(대부분의 기억 망각)

환자는 자신의 주변과 연도, 계절을 알지 못하게 되며, 점차 밤낮도 구별할 수 없게 된다. 점점 악화되어 최근 일어났던 일이나 사건 대부분을 기억하지 못하며, 종종 배우자와 같이 아주 중요한 사람의 이름도 잊어버린다.

－지남력 장애 심화(가족이나 가까운 친지를 알아보지 못함)

장소 개념도 더욱 흐려져 집 안에서 화장실이나 자신의 방을 찾지 못한다. 그리고 가족이나 가까운 친지를 알아보지 못하게 되며, 거울에 비친 자신의 얼굴을 못 알아보기도 한다.

-언어장애 심화(부적절하고 단편적인 발언 증가 또는 표현 상실)

뜻을 알지 못하는 단편적인 말들을 중얼거리고, 알 수 없는 소리만을 내게 되어, 결국 아무 말도 할 수 없게 된다.

-행동증상 지속

주위에 발생하는 일에 대해 반응이나 관심을 보이지 않고 자발성이 상실된다. 또한 심한 정신병적 증상을 보이기도 하며, 단순히 같은 행동을 반복하는 강박적 행동을 보인다.

-신체증상 출현(대소변 실금, 보행장애, 경직 등이 출현하기 시작하여 결국에는 외상 상태-누워서만 지내는 상태의 이름: 폐렴, 요로감염, 욕창 빈번)

대소변을 잘 가리지 못하고, 잘 걷지 못하고, 경직 등이 출현하기 시작하여 결국에는 누워서만 지내는 상태에 이르게 된다.

6) 치매와 합병증

치매환자들은 정상 노인들에게도 흔한 신체 질환뿐만 아니라 만성적인 뇌 질환과 정신 기능 저하로 인한 문제들까지 함께 보이게 된다. 실제 치매 자체가 직접적인 사인이 되는 경우는 드물며, 오히려 흡인성 폐렴, 탈수, 영양실조, 욕창이나 요도 감염으로 인한 패혈증 등의 합병증이나 심혈관 질환 또는 암과 같은 노년에 흔한 병발 질환 때문에 사망하게 되는 경우가 대부분이다. 노인에게 흔한 대표적인 신체 질환으로 관절염, 고혈압, 청력장애, 허혈성 심장병, 당뇨, 백내장, 중풍, 악성 종양, 하지 골절 등을 들 수 있는데, 65세 이상 노인의 경우, 남자는 평균 5.0가지, 여자는 평균 5.4가지의 병을 동시에 앓고 있다고 한다. 그런데 한 가지 흥미로운 사실은 치매환자들이 정상 노인에 비해 평균 여명이 짧은데도 함께 앓고 있는 다른 질병의 가짓수는 오히려 정상 노인보다 적게 가지고 있다는 사실이다(남자는 평균 2.9가지, 여자는 평균 2.8가지).

이처럼 알츠하이머 치매환자들이 정상인보다 건강하게 나타나는 이유로는, 다른 심각한 질병을 가진 이들은 치매가 될 때까지 살지 못하므로 연령이라는 요소에 의해 걸러진 선택 오류가 개입되어 있을 가능성이 있다. 다른 심각한 질병이 있을 경우에는 치매의 진단이 중요치 않게 여겨져 진단될 확률이 낮아질 가능성 등도 생각해 볼 수 있다.

치매환자들이 평균 3가지의 다른 질병을 동시에 앓고 있고, 이 질환들 중 상당수가 치매 증상을 악화시키기 때문에, 치매에 수반된 신체 질환을 조기에 발견하여 적극적으로 치료해야 한다.

〈얼굴실인증〉

치매환자들은 심해지면 사람을 알아보지 못한다. 심지어 가족도 어느 누구도 못 알아보는 경우도 흔하다. 이는 기억세포가 제 역할을 하지 못하는 경우인데 병의 초기에는 뇌의 좌우 반구 비대칭성이 뚜렷하게 관찰되지만, 병이 점차 진행되면서 반대편 측두엽이 손상되며 언어장애와 얼굴실인증이 모두 나타나게 된다. 물체를 인식하지 못하고 얼굴을 잘 알아보지 못하는 이유가 일차적인 시지각 이상 때문이 아니라, 해마의 위축으로 동반되는 현상이라고 한다. 얼굴실인증을 검사하는 방법으로는 유명 정치인, 유명 연예인, 운동선수 등의 사진을 보여 주고 판단하기도 한다. 또 시지각 능력이 정상인가 확인하기 위해서는 한 사람이 웃는 표정, 놀라는 표정, 그리고 슬픈 표정을 연출하게 한 다음, 그것을 인지하는지, 못 하는지를 확인하는 방법도 있다. 또 같은 사람의 사진을 여러 각도에서 찍고 그 사진들 중에서 같은 사람을 찾아보게 하는 것도 한 방법이다.

〈섬망〉

섬망이란 의식이 흐리고 착각, 망상 및 알아들을 수 없는 말을 하며 몹시 흥분했다가 불안해하면서 때로 비애, 고민에 빠지기도 하는 증상을 말한다. 병원에 입원한 치매환자들의 경우, 25~40% 정도가 섬망을 수반하지만 조기에 발견되지 않아 방치되는 경우가 많다. 치매환자가 갑자기 행동변화나 불면증, 환시, 주의력장애 등을 보일 경우, 일단 섬망을 의심해 보는 것이 좋다. 섬망은 조기에 발견해서 원인을 제거하는 것이 가장 좋은 치료법이다.

〈낙상 및 골절〉

판단력 감소(예: 능력에 비해 너무 빨리 걷거나 혹은 미끄러운 곳을 피하지 않고 걷는 등), 추체외로 증상, 시야장애, 약물의 부작용 등으로 인한 낙상이 많으며, 전반적인 골절 위험성은 정상인의 3.6배, 골반 골절은 정상인의 7배에 달한다. 낙상을 유발하는 원인을 조기에 제거함으로써 낙상과 이로 인한 골절을 예방할 수 있다.

〈영양실조〉

치매 말기에는 흔히 체중감소가 수반되는데, 정상인에 비해 체중이 평균 21~50% 감소되었다는 보고가 있다. 원인은 먹는 데 관심이 없거나, 먹는 데 도움이 필요한 경우, 자꾸 걸어 다니기 때문에 요구열량이 증가된다. 성공적인 식이 비결이란, 격려와 인내이며 아울러 익숙한 음식을 매일 일정한 시간에 주는 것이 도움이 된다. 만약 안절부절못하여 식사가 어려운 경우라면 소량으로 자주 주는 것이 좋고, 치즈나 크래커, 혹은 샌드위치와 같이 들고 다니며 먹을 수 있는 음식을 주는 방법도 있다. 또 구강이나 치아 질환이 원인이 되는 경우도 적지 않은데, 정기적인 검진을 통해 조기에 치료하도록 해야 한다.

〈간질〉

말기 치매환자들의 경우, 이전에는 없는 간질 발작을 보이는 경우가 적지 않다. 우선 치매의 원인이 대사성 장애에 의한 것인지, 아니면 뇌 병변의 진행에 의한 것인지를 감별해야 한다. 치료는 진정효과가 적은 항전간제를 투여하여 간질발작을 억제하고, 대사성 장애가 원인일 경우에는 이를 교정해야 한다.

7) 치매와 우울증

치매의 경과 중에는 인지장애뿐만 아니라 다양한 정서장애, 혹은 비인지적 장애가 흔히 나타나는데 불안, 초조, 우울, 정신증, 수면장애 등이다. 이런 증상군을 포괄적으로 치매의 행동 정신증상군(behavioral and psychological symptom of dementia; BPSD)이라고 칭하기도 하는데 이는 비슷한 연령층의 일반인에 비해 3, 4배의 빈도를 보이는 것으로 알려져 있다. 이 증상군의 대표적인 것이 우울증인데 알츠하이머병 환자에서 40~60%가 우울증을 겪는 것으로 보고되고 있다.

우울증을 기분(affect and mood)에 관련된 증상, 동기(drive and motivation)에 관련된 증상으로 구분한다. 정서적 기분증상으로 불쾌감, 죄책감, 자살 사고 등이 해당된다면, 동기 증상으로는 흥미 소실, 정신 운동속도 지체, 집중력 저하 등을 들 수 있다.

치매의 경과 중 우울이 발생 빈도가 높고 반대로 주요 우울증에서도 인지기능의 장애를 흔히 보이므로, 이 둘 사이의 임상적 구분은 매우 중요하지만 실제 임상에서 이 둘을 감별 진단하기가 쉽지 않다. 치매환자는 현재 우울증이 없더라도 정신운동 지체, 정서적 불안정성, 수면장애, 체중의 감소, 정서상태 표현의 저하, 비관적 사고 등을 흔히 나타낼 뿐 아니라 치매환자의 특징적 증상의 하나인 무감동증(apathy)은 보호자들에 의해 흔히 우울증으로 보이게 된다. 알츠하이머형 치매환자의 우울증이 어떤 경과를 밟게 되는지에 대한 연구는 많지 않다. 초기나 중기 치매에서 우울증이 흔히 나타나고 말기에는 우울장애가 오히려 감소한다고 하는 설도 있다. 우울증은 환자의 삶의 질을 저하시키고, 일상생활 수행능력(activities of daily life: ADL)을 떨어트리며, 공격성의 증가, 환자의 사망률이나 자살률 증가와도 관련된다. 알츠하이머병 환자가 우울장애를 가지고 있을 때에는 보호자들의 우울감과 부담이 더 증가할 수밖에 없다. 치매에서의 우울증의 원인 및 병태생리는 잘 알려져 있지 않다. 몇 가지 가설로 제시되고 있는 것은 다음의 네 가지가 있다.

① 알츠하이머형 치매에 대한 병식으로 인해 우울감을 갖게 된다.
② 청–장년기의 주요 우울증, 혹은 경도 우울증이 노년에 재발된 상태.
③ 알츠하이머병과 관련된 혈관성 장애가 우울증상을 유발한다.
④ 알츠하이머병의 신경퇴행적 변화에 의해 유발된 증상

그러나 치매에 걸렸다는 사실을 인식함으로써 우울 증상을 겪을 개연성은 있지만 병식이 우울증의 위험을 증가시키는 것은 아니라고 보고되고 있으며 치매의 심각도도 우울증과 상관관계를 보이지는 않아 이를 뒷받침하고 있다.

두 번째 가설인 기존 우울장애의 재발인 경우 치매환자의 병전 우울장애의 유병률이 일반인에 비해 높고, 청-장년기의 우울증이 노년기의 치매 발병의 위험 요인으로 분석되고 있는 것은 사실이다. 치매 발병 10년 이전에 우울증을 앓은 적이 있는 경우 알츠하이머병의 위험요인이라는 보고도 있어 우울증은 꼭 치료가 필요한 질환임을 알 수 있다.

세 번째 가설인 혈관성 우울증(vascular depression)은 뇌혈관 질환이 노인성 우울증상을 유발시키는 선행인자가 된다는 주장이다. 혈관성 우울증 가설은 뇌졸중 후에 우울장애가 자주 병발한다는 임상적 보고도 있다. 뇌졸중 후 우울증은 특징적으로 정신운동지체, 인지기능 손상, 우울감 등을 보이는데 이역시 신체질환에 대한 심리적 반응이라기보다는 여러 증거들에 의해 별도의 생물학적 기전이 작용하고 있을 가능성이 많다고 한다.

네 번째로 치매의 우울증상은 알츠하이머병에 의한 기질적 기분장애라는 가설이 있다. 최근 학계 분석에 따르면 노년기 우울증과 치매는 높은 시간적 상관관계를 가지고 있는데, 많은 연구들이 최근의 우울증 병력이 알츠하이머병 발병과 높은 상관관계를 보인다고 보고하고 있다. 이는 알츠하이머병의 신경 퇴행성 과정이 치매와 노년기 우울증 발병에 공통적으로 작용하는 원인이 될 수 있다는 설이다.

알츠하이머병 우울증은 주요 우울증과 달리 단기적이면서 또 일시적인 증상을 보이는 경우가 많다. 우울증상과 더불어 정서적 불안(irritability)도 흔히 동반된다. 치매환자의 우울증 평가를 보호자들의 보고에 의존할 경우 정신운동 속도의 저하나 무감동증을 우울증상으로 오인하는 수가 많으므로, 치매환자의 우울증은 본격적인 치료 이전에 일정한 관찰기간을 두는 것도 도움이 되며 경도 치매환자에서는 우울증에 대한, 인지-행동 요법이 가능하므로 일단 비약물적 치료도 병행해야 한다. 약물치료의 경우에는 항우울제가, 인지기능이 온전한 노인뿐 아니라 알츠하이머 치매환자에서도 위약에 배한 유의한 효능을 보인다고 알려져 있다. 고령 인구가 증가함에 따라 치매나 노년기 우울증과 같은 질환은 계속 증가할 것으로 추산되며, 더구나 치매와 우울증의 병발환자는 환자와 보호자, 의료 경제적 측면에서 큰 부담으로 작용하고 있고 앞으로는 더욱 심각해질 것으로 보인다.

치매환자에서 우울증이 얼마나 흔하게 나타나느냐는 우울증의 심각도를 어떻게 정의하느냐에 따라 달라진다. 단순히 우울감을 가지고 있는 경우, 혹은 감정부전증(dysthymia)을 기준으로 하는 경우, 경도 우울증(minor depressive disorder)을 기준으로 하는 경우 등이 그 예가 될 텐데 이들 우울증상의 진단 기준의 차이를 요약하였다.

기존 연구에 의하면 단순히 우울기분을 호소하거나 관찰할 수 있는 경우까지 포함한다면 알츠하이머병 환자에서 40~60%가 우울증을 겪는 것으로 보고되고 있다. 비교적 엄격한 우울장애의 진단을 내릴 수 있는 경우는 19% 정도로 추정된다. 여러 연구를 종합할 때 알츠하이머병 환자의 약 20%가량이 주요 우울증의 삽화를 겪고 약 50%에서 우울 증상을 겪는 다고 추정하는 것이 대체적인 추세이다. 우울증을 정서-기분(affect and mood)에 관련된 증상으로 구분한다면 뚜렷한 인지기능의 장애가 나타나기 전인 전구기의 알츠하이머병에서는 기분 증상보다는 동기와 욕동에 관련된 증상들이 흔하다가 치매가 진행되면서 점차 정서-기분 증상이 나타나고, 말기에는 오히려 동기의 저하가 주로 나타나는 것으로 볼 수 있다. 정서-기분 증상으로 불쾌감, 죄책감, 자살 사고 등이 해당된다면 욕동-동기 증상으로는 흥미 소실, 정신운동 속도 지체, 집중력 저하 등을 들 수 있다.

따라서 외견상으로는 우울장애 정도가 경도 치매나 중증도 치매에서 흔히 나타나고 중증 치매에서는 오히려 적게 나타나는 것으로 보일 수도 있지만, 치매가 심하게 진행된 경우에는 우울장애의 측정이 어려울 수도 있다는 점을 감안해야 하며, 중증치매라 하더라도 일정 간격으로 우울증상을 추적한 연구를 보면 이들 중 30~40%에서는 우울증상이 지속됨을 보고하고 있다. 반대로 주요 우울증에서도 인지기능의 장애를 흔히 보이므로 이 둘 사이의 임상적 구분은 매우 중요하지만 실제 임상에서 이 둘을 감별 진단하기가 쉽지 않다.

그 이유는 우선 치매환자는 현재 우울증이 없더라도 정신운동 지체, 정서적 불안정성, 수면장애, 체중의 감소, 정서상태 표현의 저하, 비관적 사고 등을 흔히 나타낼 뿐 아니라 치매환자의 특징적 증상의 하나인 무감동증(apathy)은 보호자들에 의해 흔히 우울증으로 보고되고 있기 때문이다. 둘째로는, 노인들에게서는 우울장애의 포착이 숙련된 임상가라 하더라도 쉽지 않기 때문이다. 노인 우울장애 환자는 젊은 우울장애 환자에 비해 정서에 관련된 증상을 덜 보인다고 알려져 있어 이를, '슬픔 없는 우울증(depression without sadness)'이라고 하여 노인성 우울증의 특징으로 언급되기도 한다. 세 번째로는 치매환자의 경우 자신의 상태에 대한 일관된 자가 보고를 하기가 어렵기 때문인데 대개 환자는 자신의 정서증상에 대해 저평가하는 경향을 보인다.

2. 치매환자의 치료

치매원인의 절반 이상을 차지하는 알츠하이머병의 경우에는 질병의 경과 자체를 차단하거나 원래의 상태로 회복시킬 수 있는 치료제는 현재까지 개발되어 있지 못한 상태이므로 완치를 기대하는 것은 사실 무리이다. 그러나 완치는 힘들다고 하더라도 증상을 개선시킬 수 있는 각종 약물치료, 정서적 지지, 환경조절 및 행동적 접근, 가족 교육 등의 비약물적 치료 등을 통해 치매를 앓고 있는 환자나 간병하는 가족의 고통과 부담을 상당 부분 덜어 주는 것은 가능하다.

1) 약물치료(알츠하이머병을 중심으로)-인지기능 항진제(cognitive enhancer)

① 콜린성 제제

콜린 분해효소 억제제 계통의 약물들은 알츠하이머병으로 저하된 시냅스 간극의 콜린농도를 증가시켜 환자의 인지기능을 향상시킬 수 있다. 이 계통의 약물들은 병의 진행을 막을 수는 없으나 그 경과를 약 6개월에서 2년 정도 늦출 수 있으며 효과는 병의 초기와 중기에 큰 것으로 알려져 있다

② 항산화제

산화과정에서 발생하는 독성 산소 라디칼이 알츠하이머병의 발병 기전에 관여하는 것으로 알려지고 있어 이를 억제할 수 있는 항산화제에 대한 연구가 많이 시행되었다. 항산화제에 속하는 비타민 E가 알츠하이머병의 진

행을 지연시키는 데 효과가 있다는 것이 대규모 임상연구를 통해 밝혀져 현재 이들 약물이 임상에서 많이 사용되고 있다.

③ 수용체 길항제

글루타메이트가 작용하는 수용체가 알츠하이머병에서 비정상적으로 활성화되는 것은 뇌의 학습 및 기억능력을 증진하고 병의 진행을 막을 수 있을 것으로 생각된다.

④ 기타 인지기능에 관여하는 약물들

이 밖에도 소염제, 에스트로겐 등의 호르몬제제, 신경 펩타이드 등 여러 가지 약제들이 일부 연구에서 치료효과가 있는 것으로 나타나기도 했으나, 부작용이 심하거나 일관된 치료 효과가 입증되지 못해 현재 임상에서는 별로 사용되지 않고 있다.

2) 문제행동 조절을 위한 비약물적 접근

〈정서적 자극중심 치료〉

수공예, 간단한 물건 만들기, 원예, 독서, 그림 그리기, 찰흙놀이 등을 포괄하는 다양한 형태의 작업요법, 음악을 듣거나 노래 부르기 등으로 진행되는 음악요법, 레크리에이션 등의 활동은 환자 수전에 맞게 적절히 시행된다면 환자의 남아 있는 능력을 활성화시켜 성취감을 높여 주고 사회적 고립을 막아 정서적인 안정을 도모하는 데 기여할 수 있다.

〈인지적 재활치료〉

기억력, 지남력 등 치매에서 저하된 인지기능을 반복적인 훈련을 통해 회복시키려는 시도가 재활요법의 차원에서 일부 이루어지고 있으나, 효과 면에서 큰 기대를 할 수 없을 뿐 아니라 무리하게 시도할 경우 오히려 환자에게 좌절을 안겨 주어, 우울, 분노, 상태의 악화 등을 초래하게 되므로 퇴행성 경과를 보이는 알츠하이머병 등에서는 권장할 만한 치료법이 아니다. 다만, 교통사고 등 뇌 외상에 의해 생긴 치매의 경우에는 무리하지 않는 범위 내에서 시도한다면 기능 회복에 도움이 될 수도 있다.

3. 치매환자를 위한 집단미술치료의 필요성

집단미술치료는 노인으로 하여금 미술활동과 토론활동을 통해 신체적, 정서적 에너지를 쏟게 하여 자신의 욕구나 감정을 간접적으로 표현하게 함으로써 자기노출을 돕는 방법이므로 자신의 욕구와 감정을 외부로 표현하는 데 익숙하지 않은 도인들에게 유용하게 사용될 수 있다. 치매에 걸린 사람들은 좌절감, 분노, 슬픔, 기쁨 등 모든 범위의 감정을 체험하지만 다른 이들에게 그들의 감정을 표현하는 능력을 잃게 된다. 그러나 미술치료는 감정의 정서적인 유출에 대한 전달과 다른 사람과 대화하는 방법을 그림으로 준비할 수 있도록 도와준다. 특히, 집단미술치료는 다른 심리치료방법과는 달리 의사표현 능력이 감소되어 있는 노인들에게 의사소통의 기회를 제공하여 주고 미술매체를 이용한 회상과정을 통하여 자아통합이 이루어지는 과정을 볼 수 있다.

즉, 치매노인을 위한 집단미술치료는 다른 심신 치료방법과는 달리 의사표현 능력이 감소되어 있는 노인들에게 의사소통할 수 있는 기회를 제공하여 주고 미술매체를 이용한 회상 과정을 통하여 자아 통합이 이루어지는 과정을 볼 수 있다.

따라서 치매노인을 위한 미술치료는 다음과 같은 기대효과를 얻을 수 있다.

첫째, 소근육 운동과 같은 인지적 기능을 향상시키고 작품활동을 통해 정신 집중력을 높일 수 있으며 무관심한 색채와 형태 개념을 높여서 관심과 주의력을 효과적으로 나타낼 수 있다.

둘째, 집단활동을 통해 신뢰와 협조적 관계로 향상되어 편안하게 주제를 형상화시키며 기억력을 되살릴 수 있다.

셋째, 상실의존에서 벗어나 성취감을 느끼며 불안에서 안정적으로 변화할 수 있으며 시·지각 능력과 시공간 개념을 높일 수 있다.

하지만 노인들을 대상으로 하는 치매환자를 위한 미술치료에서는 노인이 할 수 있는 과제를 선택해야 하며, 단순하고 반복적으로 할 수 있는 일을 선택해야 한다. 또 환자에게 지지적으로 대해 주어야 하며, 늘 좋은 평가를 해 주어야 한다. 마지막으로 작업 후에는 꼭 감사의 말을 하도록 유의해야 한다.

4. 미술치료의 언어적 의사소통

1) 언어적 의사소통

(1) 치매를 가진 사람의 능력에 따라 의사소통의 단계를 적용한다.

(2) 유아를 다루는 식으로 대하지 않는다(정중한 음성 또는 행동을 사용한다.).

(3) 치매 말기 단계의 환자들에 대하여, 아주 단순한 문장을 사용하고 생각만을 한 번에 진술한다.

(4) 만약 환자가 하나의 진술을 이해하지 못한다면 같은 단어들을 사용하여 진술을 되풀이해서 말한다.

(5) 일반적으로 안전의 문제가 아니면 환자와 논쟁하지 않는다. 긍정적 진술들을 사용한다.

(6) 만약 환자가 결정을 할 수 있다면, 간단하고 구체적인 선택들을 제공한다(예를 들어, "무엇이 드시고 싶으세요?"보다는 "닭고기랑 쇠고기 중에 어느 것이 더 좋으세요?"라고 하는 것이 좋다.).

(7) 진술보다는 오히려 표현하려는 사람의 감정과 감정에 대한 반응에 귀를 기울인다. 정확하게 대답할 수 없는 사항에 대해 질문하지 말아야 한다.

2) 비언어적 의사소통

(1) 적당한 비언어적 의사소통과 함께 언어적 소통을 강화한다.

(2) 만약 환자가 접촉하는데 부정적으로 반응하지 않는다면, 환자의 주목을 얻고 중대한 감정을 강화하는 접촉을 사용한다.

(3) 다정한 눈 맞춤과 즐거운 얼굴표정을 유지한다.

(4) 긴장을 풀고 미소를 지으며 접근한다.

(5) 자신의 비언어적 의사소통을 알아야 한다. 비언어적 지시들은 말로 하는 것 이상으로 전달될 수 있고 반드시 정확히 설명되는 것은 아니라는 것을 마

음에 새겨 둔다.

(6) 모든 비언어적 지시들은 주의 깊게 지켜보는 사람 특히 감정을 표현한 그들에 의해 나타난다.

5. 치매환자를 위한 집단미술치료 프로그램

1) 조각보 꾸미기

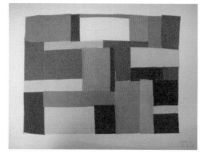 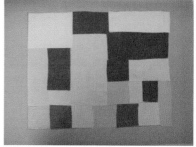

재료: 색도화지, 한지, 풀, 가위 등

진행방법: 테두리가 그려진 색지를 나누어 갖는다. 주어진 한지조각들로 옛
　　　　날의 조각보를 떠올려 보며 나만의 조각보를 만들어 본다.

기대효과: 가위질과 종이를 서로 맞대어 붙이는 과정을 통하여 소근육 운
　　　　동을 독려하고, 예쁜 색지의 조화를 통한 흥미를 유발한다. 또한
　　　　옛날 조각보를 떠올려 보며 과거의 기억을 회상할 수 있다.

2) 컵 만들기

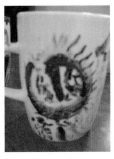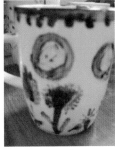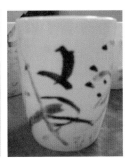

재료: 초벌구이 컵, 안료, 붓, 신문지

진행방법: 초벌구이 컵 위에 안료를 사용하여 자유주제로 컵의 무늬를 그린
다. 무늬가 완성된 컵을 가마에 구워 낸다.

기대효과: 완성도 있는 작품을 통한 자신감의 향상과 성취감을 고취시키
고, 유일무이한 자신의 작품을 통한 자존감의 향상을 돕는다.

3) 종이로 찍기

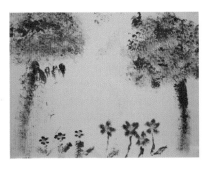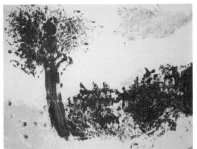

재료: 도화지, 물감, 신문지, 한지, 휴지

진행방법: 두께와 재질이 다른 다양한 종이들을 구겨 보면서 다른 느낌을

경험한다. 각기 다르게 구겨지는 종이들을 다양한 색깔의 물감으로 찍어 보며 도화지에 떠오르는 이미지를 나타내어 본다.

기대효과: 다양한 재질의 종이들을 구겨 보았을 때의 각기 다른 느낌을 경험할 수 있고, 직접 붓으로 그렸을 때와 다른 느낌을 경험해 볼 수 있다.

4) 한복 만들기

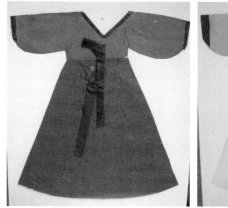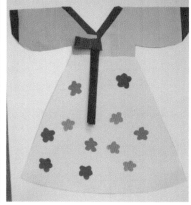

재료: 색지, 색한지, 가위, 풀

진행방법: 한복의 모양으로 오려진 색지를 나누어 갖는다. 다양한 색한지로 색지 위에 원하는 대로 한복을 만들어 본다. 저고리와 치마, 동정과 고름을 자신이 원하는 대로 꾸며 본다. 완성 후 서로 이야기 나누며 발표하는 시간을 갖는다.

기대효과: 자신이 입었던 한복을 생각하며 직접 색한지로 한복을 만들어 봄으로 과거를 회상하며 즐거웠던 시간들을 되돌아보는 기회를 갖는다.

5) 만약 내가 나비라면……

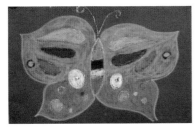 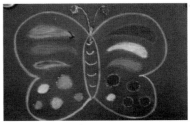

재료: 검정도화지, 크레파스, 반짝이 풀

진행방법: 검정 도화지에 나비의 형태만 그려서 나누어 준다. 크레파스와 반
         짝이 풀을 이용하여 나비를 원하는 대로 꾸며 준다. 완성된 자신
         의 나비가 어디를 가고 싶은지 함께 이야기 나누어 본다.

기대효과: 내가 만약 나비라면 어디를 가고 싶은지 상상하여 자신의 무의식
         속 염원의 간접적 경험을 할 수 있다.

6) 오방색을 이용한 감정 구성하기

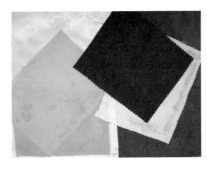 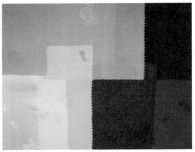

재료: 한복 천, 도화지, 오공본드

진행방법: 오방색을 포함한 7가지 색의 한복 천을 나누어 준다. 한복 천의
         색감과 질감을 충분히 경험하도록 한다. 각각의 색마다 떠오르는

이미지 혹은 내면의 감정에 대해 이야기한다. 현재 자신의 내면에 가장 많이 차지하고 있는 감정과 가까운 색부터 차례대로 선택하며 도화지 위에 자유롭게 구성한다. 완성된 작품에 제목을 붙이고 서로 이야기 나눈다.

기대효과: 한복 천을 이용한 7가지 색깔 천을 통해 자신의 감정을 나타내어 보며 내면을 되돌아볼 수 있는 기회를 제공하고, 자신이 느끼고 있는 감정을 표현하는 데 도움이 된다.

7) 자연물 만다라

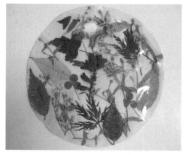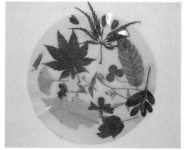

재료: 다양한 종류의 가을 낙엽, 시트지

진행방법: 만다라의 구성이 가능하도록 원형의 색깔 시트지와 투명 시트지를 준비한다. 다양한 종류의 가을 낙엽을 충분하게 나누어 갖는다. 자신이 원하는 형태로 낙엽을 소재로 하여 자연물 만다라를 구성하여 본다. 완성 후 제목을 붙여 보며 자신이 꾸며 본 만다라를 감상한 후 함께 이야기 나누어 본다.

기대효과: 자연물을 소재로 하여 자유롭게 만다라를 구성하여 봄으로써 자신감의 회복과 감정의 정화를 경험할 수 있다.

8) 먹고 싶은 음식 만들기

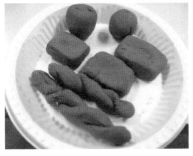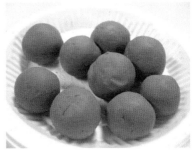

재료: 찰흙, 신문지, 종이 접시

진행방법: 자신이 먹고 싶은 음식을 떠올려 본다. 찰흙으로 자신이 떠올린 먹고 싶은 음식들을 직접 만들어 본다. 완성된 음식들을 모아놓고 이야기 나누며 작품들을 감상하는 시간을 갖는다.

기대효과: 자신이 먹고 싶은 음식들을 떠올려 보며 직접 찰흙으로 만들어 봄으로써 뇌의 활성화뿐 아니라 소근육의 운동을 촉진한다.

9) 호일그림

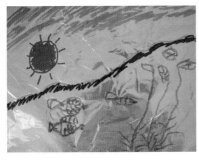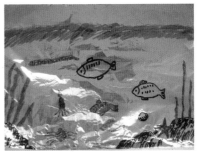

재료: 쿠킹호일, 아크릴 판, 사인펜

진행방법: 활동하는 데 불편함이 없도록 아크릴 판 위에 호일의 반짝이는

면이 보이도록 덮는다. 바닷속 혹은 어항을 호일 위에 사인펜을
사용하여 자유롭게 표현하도록 한다.

기대효과: 매체의 재질을 통해 촉감을 자극하고, 호일의 반짝이는 면들의
반사로 활동의 흥미를 유발한다.

10) 한지를 이용한 자유화

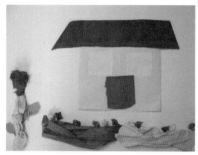 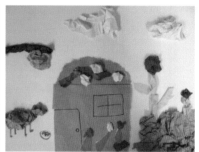

재료: 도화지, 다양한 색깔의 한지, 풀, 가위, 사인펜, 크레파스

진행방법: 다양한 색상의 한지를 오려 구긴 후 풀로 붙이며 자유화로 표현
하도록 한다. 붙이고 난 후 나머지 부분은 크레파스 혹은 사인펜
으로 꾸며 주도록 한다. 완성 후 제목을 붙이고 함께 이야기 나누
어 본다.

기대효과: 종이로 붙이며 나타나는 입체적인 요소를 경험할 수 있고, 다양한
종이를 오리고 구기고 붙이는 작업을 통해 소근육 운동을 촉진
한다. 입체적으로 마무리된 완성도 있는 작품에 대한 자신감 향
상과 성취감을 독려한다.

11) 사포에 그림 그리기

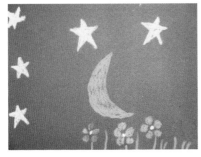 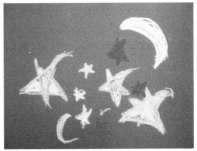

재료: 사포, 크레파스

진행방법: 검정바탕의 사포를 통해 느껴지는 밤의 분위기를 연상하여 본다. 밤하늘에 떠오르는 이미지 혹은 장면들을 크레파스로 표현하도록 한다. 매체의 특성을 충분히 느끼며 작품을 완성하도록 한다.

기대효과: 매체의 특징을 경험하고 매체를 통해 연상되는 이미지를 표현함으로써 기억력의 향상에 도움을 준다.

12) 한국화 따라 그리기

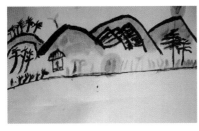 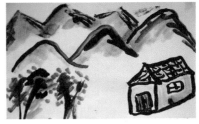

재료: 화선지, 먹, 붓, 신문지, 한국화 작품사진

진행방법: 한국화 두 작품을 사진으로 제시한다. 자신이 마음에 드는 것을 고른 후 먹을 사용하여 따라 그리도록 한다. 물을 사용하여 먹의

농담을 알맞게 표현하도록 한다. 완성 후 제목을 붙이고 함께 이
야기 나누어 본다.

기대효과: 매체가 주는 특징을 살려 한국화의 정서를 경험할 수 있고, 따라
그리기를 통해 느낄 수 있는 작품에 대한 성취감과 자신감의 향
상을 경험할 수 있다.

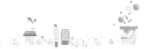

참고문헌

김동연·최외선(1994). 성인 미술치료. 동아문화사.

김보경(1998). 미술치료적 기능을 통한 그림 심리진단 연구. 회화과 석사학위논문. 계명대학교 대학원.

김선현(2006). 마음을 읽는 미술치료. 넥서스BOOKS.

김선현(2006). 임상미술치료의 이해. 학지사.

김선현(2009). 임상미술치료학. 계축문화사.

김선현·장혜순(2008). 유아동 미술치료의 이론과 실제. 예경.

김진경(2000). 정신과 환자에 대한 미술치료 활용에 관한 연구. 석사학위논문. 경기대학교 행정대학원.

김정숙(2008). 집단미술치료가 요양시설 경증 치매노인의 인지기능과 문제행동에 미치는 영향. 원광대학교 대학원. 보건학과. 박사학위논문.

김정심(2008). 학습기술을 활용한 집단미술치료가 중학생의 학습동기와 학업적 자기효능감에 미치는 영향. 영남대학교 석사학위논문.

김정희(2000). 생산적인 사랑의 정서 증진을 위한 집단상담 프로그램 개발. 계명대 대학원. 박사학위.

김정현(2008). 집단미술치료가 고립아동의 또래수용도와 외로움에 미치는 효과. 영남대학교 석사학위논문.

김희은(2002). 집단미술치료가 소년원생의 인성에 미치는 영향: 공격성, 불안, 우울을 중심으로. 서울대학교 대학원. 석사학위.

김혜영(1998). 정신분열증환자의 대인관계기술 증진을 위한 집단미술활동 개입. 대구효성 가톨릭대학교 대학원 석사학위논문.

남선혜(2009). 전래동화를 이용한 집단미술치료가 다문화 가정 자녀의 문화적응에 미치는 영향. 동국대학교 석사학위논문.

박승숙(2001). 미술치료사가 들려주는 정직한 미술치료 이야기. 들녘.

박현철(2009). 기억력 회상 미술치료 프로그램이 치매노인의 인지기능과 삶의 질 향상에 미치는 효과연구. 원광대학교 동서보완의학대학원. 석사학위논문.

백중열(2008). 아동미술치료. 공동체.

서울교육대학교미술교육연구회(1997). 유아미술교육학. 학문사.

양기화 저. 치매, 나도 고칠 수 있다. 월간 〈건강과 생명〉.

은옥주(2000). 중년 여성 우울증에 대한 미술치료 사례 연구: 정신역동적 접근. 연세대학교 연합신학대학원. 석사학위.

옥금자(2005). 청소년 임상 미술치료방법론. 하나의학사.

엄상진(2009). 자연물을 이용한 집단미술치료가 지적장애아동들의 사회성 향상에 미치는 영향. 원광대학교 석사학위논문.

전은청(2009). 만화기법을 이용한 집단미술치료가 정서장애아동의 대인관계향상과 공격성 감소에 미치는 영향: 지역아동센터 아동을 중심으로. 원광대학교 석사학위논문.

정완규(2009). 한국화 재료를 이용한 집단미술치료가 저소득층 청소년의 자아존중감 향상에 미치는 영향. 석사학위논문. 원광대학교 동서보완의학대학원.

최옥채·박미은·서미경·진석균 공저(2002). 인간행동과 사회환경. 양서원.

최선남·김갑숙·전종국(2007). 집단미술치료. 학지사.

한국화(2009). 집단미술치료가 학교부적응 여중생의 학교적응과 우울 및 자아존중감에 미치는 영향. 석사학위논문. 서울여자대학교 특수치료전문대학원.

한국미술치료학회(2000). 미술치료의 이론과 실제. 동아문화사.

한숙자(2004). 청소년 집단미술치료에 관한 연구. 교수논문집. 한영신학대학교.

홍수진(2006). 미술치료에 따른 정신지체 아동의 정서표현 양상에 관한 사례연구. 경희대학교 교육대학원. 석사학위.

황성원(2009). 협동 작업을 통한 집단미술치료가 취학 전 아동의 사회적 기술에 미치는 효과. 경기대학교 석사학위논문.

황정현(2008). 집단미술치료가 공격성향을 보이는 유아의 친사회적 행동에 미치는 효과. 영남대학교 석사학위논문.

잉그리트 리델 저. 정여주 옮김(2000). 융의 분석심리학에 기초한 미술치료. 학지사.

HERRIET WADESON; 장연집 역(2008). 미술 심리치료학. 시그마프레스.

Marrow. A.(1969). The Practical theorists: the Life and times Kurt Lewin. New York.: basic books.

Rubin. J.(1984). Child Art Therapy(2nd ed.). New York: Van Nostrand Reinhold.

Rubin. J. A.(1999). Art Therapy: An introduction. Philadelphia, Brunner/Mazel.

Rubin. J. A.; 이정숙 역(2009). 아동미술치료. 하나의학사.

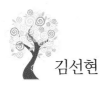

김선현

한양대학교 대학원 이학박사
한양대 미술교육대학원 미술교육학 석사
가톨릭대학교 상담심리대학원 석사
서울과학기술대학교 미술학사

차의과학대학교 미술치료·상담심리학과 교수
차병원 미술치료클리닉 교수
베이징대학교 의과대학 교환교수 역임
대한트라우마협회 회장
세계미술치료학회 회장
한·중·일 학회 회장
차의과학대학교 미술치료 대학원 원장 역임
대한임상미술치료학회 회장 역임

집단미술치료의
이론과 실제

초판인쇄   2010년 9월 30일
초판발행   2010년 9월 30일

지은이   김선현
펴낸이   채종준
기 획   이주은
마케팅   김봉환
아트디렉터   양은정
표지디자인   장선희

펴낸곳   한국학술정보(주)
주 소   경기도 파주시 교하읍 문발리 파주출판문화정보산업단지 513-5
전 화   031) 908-3181(대표)
팩 스   031) 908-3189
홈페이지   http://ebook.kstudy.com
E-mail   출판사업부 publish@kstudy.com
등 록   제일산-115호(2000.6.19)

ISBN   978-89-268-1534-2 93510 (Paper Book)
           978-89-268-1535-9 98510 (e-Book)